「なぜ治らないの？」と思ったら読む本

第3の医学〝ハイブリッド医療〟

河村 攻 著
日立製作所日立戸塚総合病院　内科医

ハート出版

【推薦のことば】

昭和薬科大学教授　田代眞一（医学博士）

古くからの友人、日立戸塚総合病院の河村攻先生が、『「なぜ治らないの？」と思ったら読む本　第3の医学〝ハイブリッド医療〟』と題する本を出版される。河村先生の人柄をそのまま表した本で、共感しながら一気に読み終えた。

先生は、薬学を修め、大学院で研究した後、医学の道を志し、また、医師になってからも、現代医学だけでなく、東洋医学にも深い興味を持たれ、実践に取り入れられるなど、幅広い知識と技術を縦横に使いこなして、診療にあたっておられる。その際の姿勢は、現代医学も東洋医学もともに独自の体系を持つ医学としてどちらかに偏ることなく活用しようというものである。しかも、東洋医学と一からげにしてしまったが、漢方のみならず、鍼灸も活用しておられる。すべては患者さんのためにあるのであり、患者さんに必要な最善のことをしてあげたい、そのときにいくつもの医学体系を使いこなすことができれば、病気と闘う手段が格段に増えるじゃないか。これが、この本で提唱されている第3の医学、ハイブリッド医療の思想なのである。

中国や韓国と異なり、日本では東洋医学専門の医師や薬剤師はいない。いずれも、現代の医学や薬学を修めないとその資格はとれない。それだけに、日本では両者が対立するのでなく、両方の体系を統一することのできる基盤がある。ただ、従来、東洋医学を専門とする医師や薬剤師の多くは、東洋医学一辺倒の方が多かった。

現代医学の中の一つの治療薬として漢方薬を活用している医師は少なくない。しかし、現代医学は現代医学の考え方や方法に基づき、また、東洋医学は東洋医学の体系を熟知して、目の前の患者さんに今ベストと思える診療をして差し上げたいという「ハイブリッド医療」は、この本をもって嚆矢とする。その思想と実際を解りやすく、楽しく述べたこの本が広く読まれ、日本の医療が患者さんのために一層発展することを願ってやまない。こころから推薦したい一冊である。

はじめに

身体がだるくて仕方がないのに病院へ行っても原因が分からない、あちこちが痛くてつらいのにクリニックからは痛み止めしか処方してもらえない、どんなに体調不良を訴えても気のせいにされてしまう、実際重い病気で通院していてもさっぱり良くならない、果てはもう手の施しようがないと見放されてしまった……。

長い間医師として大勢の病気の人たちと関わってきて、世の中にはこういった人たちが想像以上にあふれていることを知りました。これだけ医学が進歩しても、今なお多くの人々が医療の蚊帳の外に置かれてしまっているのです。

こうした医療の現状を想うとき、私は自分の小学校時代の一場面を思い出します。それは小学校の修学旅行でのことでした。観光バスに揺られて東京の下町を走っていたときです。バスガイドさんが窓の外に見える煙突を指差して、

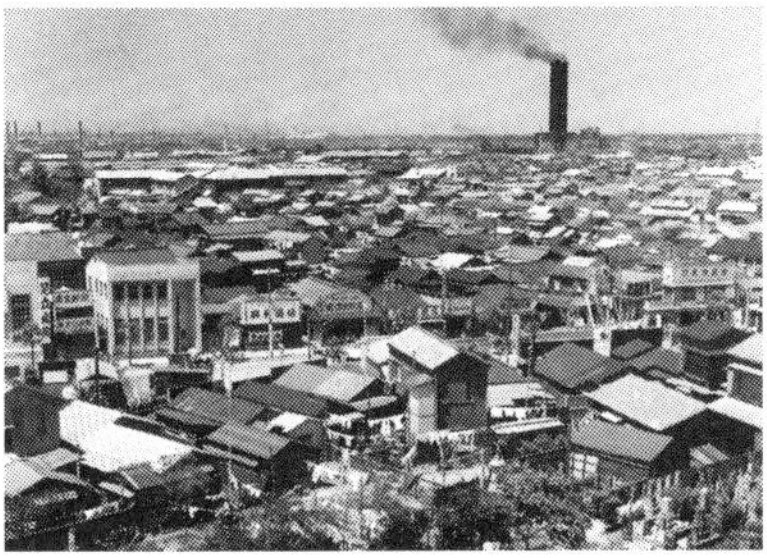

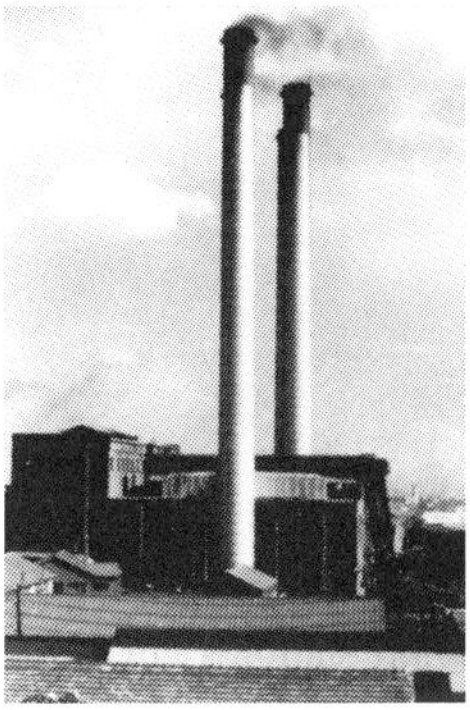

上：太い１本の煙突に見えるお化け煙突

右：２本に見える場合

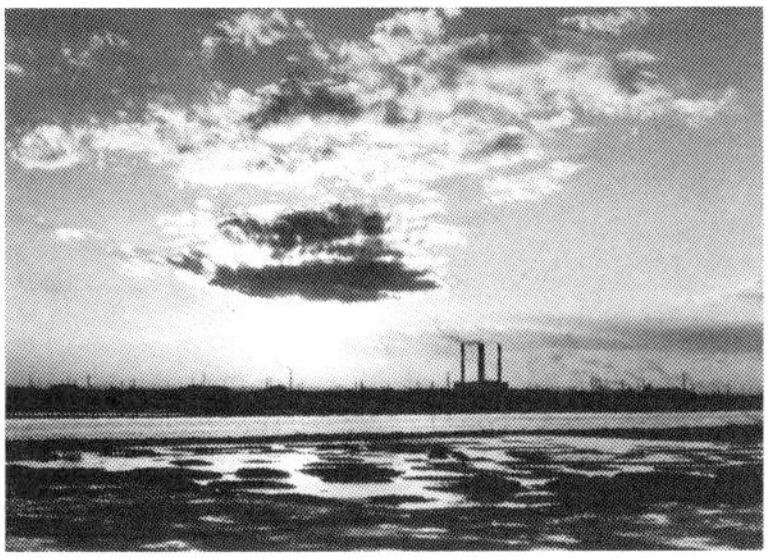

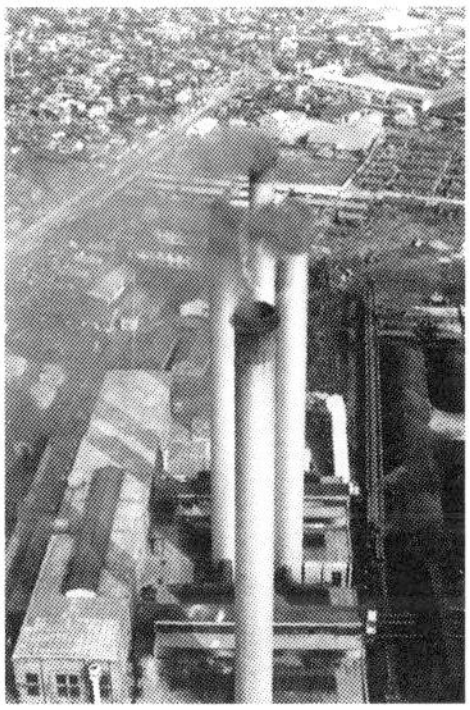

上：３本に見える場合

右：煙突を上から見ると、菱形に４本の煙突が並んでいるのがわかります。

写真提供：東京電力・電気の史料館

「皆さん、あの煙突は何本に見えますか」

と、私たちに尋ねたのです。なんでも、〝お化け煙突〟と呼ばれていたその有名な煙突は、バスが走るにつれて一本から四本まで、さまざまに本数が変わるというのです。

この〝お化け煙突〟は、その刺激的なネーミングのせいか奇妙に印象に残り、確かに一本になったり二本になったり……というのを今でもよく覚えています。

後年調べてみますと、実は煙突は菱形の頂点にあたる位置に四本建てられていて、見る方角によっては煙突どうしが重なりあうために、こんな現象が起きるのだというこことを知りました。このように、見る位置によって同一の物体が様々に異なった形態を示す例は、案外たくさんあるものです。

ここで私は、病気というものも同じように考えたいと思います。ある角度から見れば不治の病に見えたものが、別の見方をすれば案外簡単に治るものであったり、逆に健康と見えたものが、別の見方では意外や重大な異常の前触れだったりということが

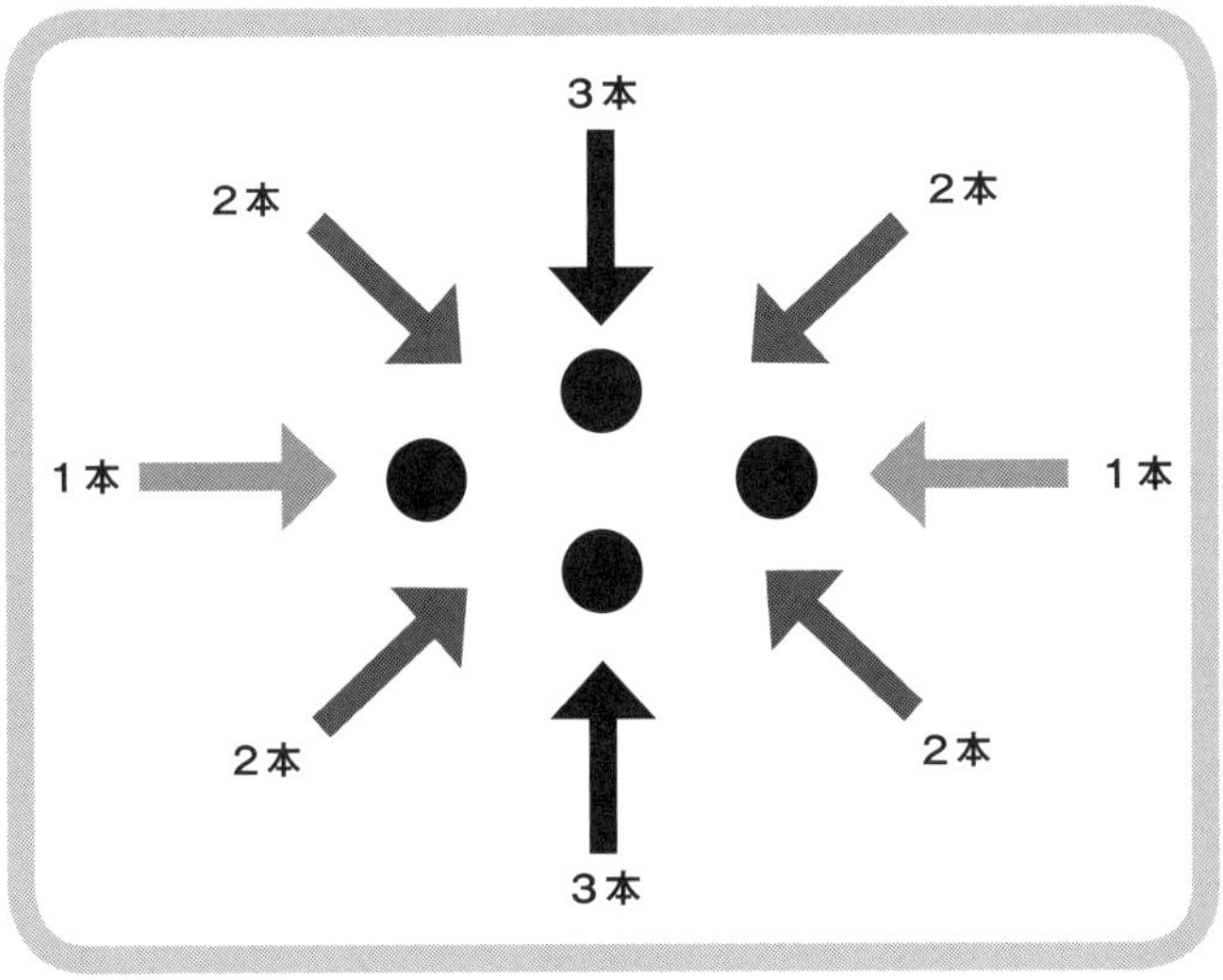

図・“お化け煙突”の見え方のメカニズム

あっても不思議はないでしょう。

ですから、今まで蚊帳の外と考えられていたものが、見方を少し変えるだけで、思いがけず蚊帳の内側に入ってくることだって、当然あるはずなのです。

では、「医療の場で見方を変える」とは一体どういうことなのでしょうか。

もくじ

第４章　これからのハイブリッド医療

第５章　家庭でできるハイブリッド医療

【本文中の用語について】

この本の中で使われている用語について誤解のないようにお断りしておきます。

まず、「医学」も「医療」もほとんど同義語です。実際の臨床に即した場面には医療という言葉を使っている傾向はありますが、厳密に区別はしていません。

次に、「西洋医学」「現代医学」はほぼ同義語で使用されています。極力「西洋医学」に統一していますが、「伝統医学」と対比するときに限り、「現代医学」を用いています。

他方、「東洋医学」「伝統医学」もほぼ同義語です。漢方に多少なりとも興味をお持ちの方なら、「東洋医学」といってもわが国には「中医学」と「日本漢方」があって、それぞれ理論が異なるとか、さらに細かい系統の違いにも精通している方があるかも知れません。しかし、大局的見地では中医学と日本漢方の違いは、それほど大きなものではないでしょう。それぞれ異なることは十分承知していますし、本書の中でも場面に応じて用語が使い分けられていますが、今この本の内容を理解していただくには、単純に同義語と捉えていただいて構いません。

第1章

西洋でも東洋でもない“第3の医学”

医学のコーディネートとは何でしょう

ファッションの世界では、その人その人の個性やＴＰＯに合わせ、それに相応しい服飾をアドバイスし、コーディネートする専門家が存在します。ファッションに限らず、現代社会では、政治、経済、文化など様々な分野でコーディネートの重要性が認識されて来ています。

人にはそれぞれ個性、体質の違いがあり、また、病態も個々に異なります。言い換えれば、病名は同じでも、全く同じ病態というのはありえないことになります。さらに、ある個人の特定の病気にあっても、その病態は日々刻々と変化します。

例を挙げれば、長屋の熊さんと横丁のご隠居さんが同時に風邪をひいても症状は同じとは限らない、熊さんは鼻水を啜りながら仕事に行けても、隠居は布団をかぶって寝込まなきゃならないかもしれないのです。そして、朝には仕事に行けた熊さんも、昼を過ぎると咳が激しくなって仕事にならなくなった、というように同じ病像のままで留まることもないのです。

このように見ていくと、ただ風邪といっても、長屋の熊さんに合っている治療と、横丁の隠居に相応しい治療が、同じとは限りません。また、熊さんについてのみ考えても、朝と昼とで同じ治療で事足りるとは限りません。

風邪ひとつ例にとっても、相応しいクスリが異なるというだけではありません。実は相応しい医療そのものが異なるかも知れないのです。

個性や体質の異なった個人個人に、その場その時点での病態に応じた最も相応しい医療を調整し提供しようとする試み、それが**医学のコーディネート**です。ですから、医学のコーディネートは、病態が複雑になればなるほど重要になります。これは既に言い古されてかび臭くなった感のある〝統合医学〟〝融合医学〟とは似て非なるものです。その詳細は、この本を読み進めるうちに次第に明らかになるはずです。

なぜ今、東西医学のコーディネートが必要なのか

明治維新よりこのかた、わが国で積極的に取り入れてきた西洋の近代医学は、痘瘡として恐れられた天然痘の撲滅や、国民病といわれた結核の激減など、大きな成果を挙げてきたのは事実です。しかし、今や人類共通の脅威となったがんや、アトピー性皮膚炎、膠原病といった難病の増加、生活習慣病に代表される新たに登場した疾患概念に対し、今なお有効な手段を講じることができないでいます。

楽観論者は、それも時間の問題であり、いずれ医学の進歩で解決されると信じています。しかし、本当にそうでしょうか。人の能力は無限でしょうか。広い宇宙の中で、やっと月まで足を運ぶことのできたに過ぎない人類が、この先宇宙の果てまで辿り着くことができると、本気で考えることができるのでしょうか。

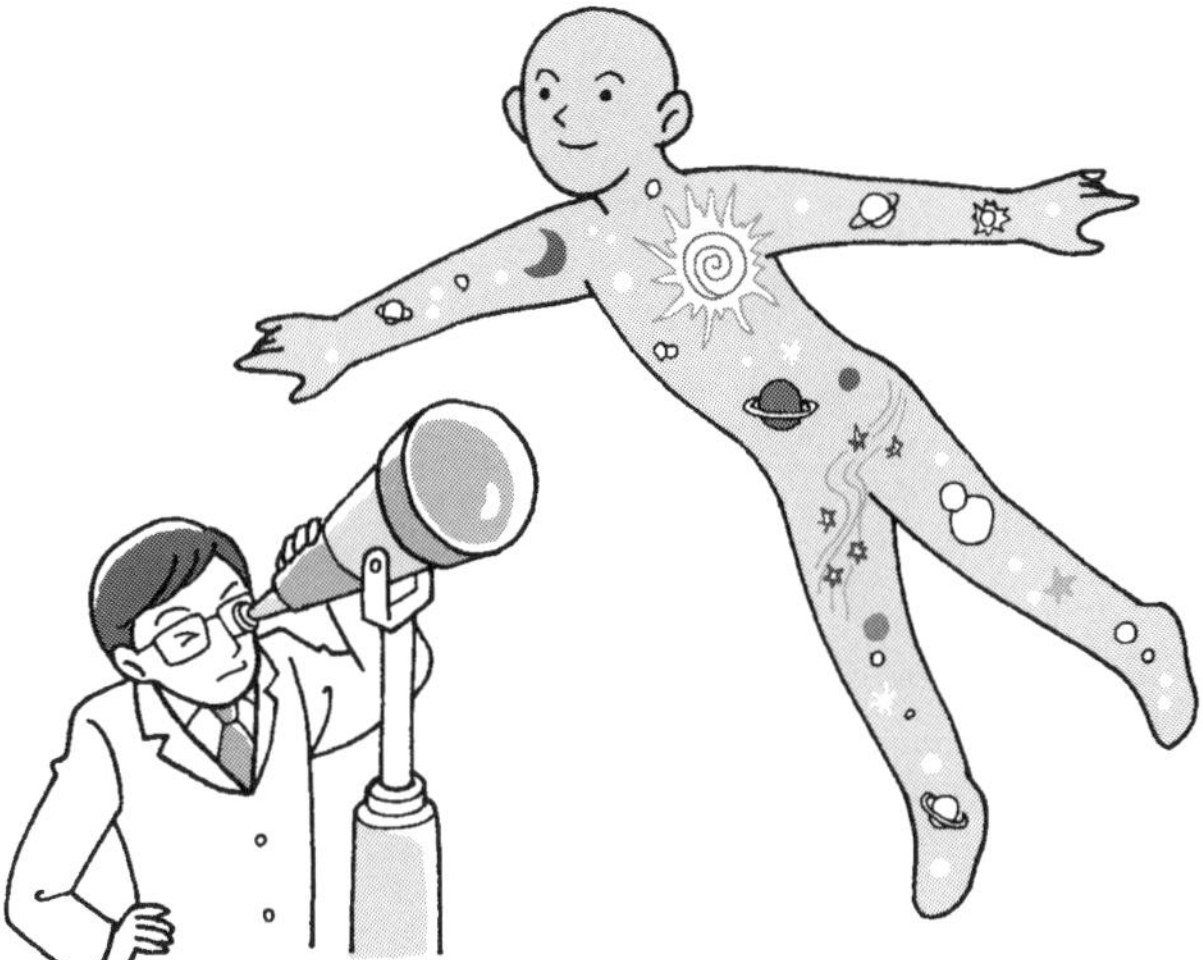

医学の世界も同じです。人の身体は、よく宇宙にたとえられますが、いつかはこの小さな宇宙の全てを知り尽くすことができるに違いないなどと、人の能力を買い被ることは、私にはできません。人が宇宙の真理を究めることは到底不可能なことのように思えるのは、思い過ごしでしょうか。

では、人は真理を究めることなど永久にできず、真理など、人の世には存在しないのでしょうか。そのヒントは歴史の中にあります。歴史こそは紛れもない事実の積み重ねであり、その事実の積み重ねの中に、人は真理を読み取ろうとします。医学にあっての事実の積み重ね、それこそが数千年の歳月の評価に耐えて今に残る伝統医学なのです。

現時点では、私は、現代医学者が現代医学的に解釈した東洋医学がそのまま本来の伝統医学とは思いません。なぜなら、その解釈自体が真理である保障がないからです。他方、伝統医学者たちがする西洋医学批判にも、そのまま同調することはできません。先にも述べたように、伝統医学で制し得なかった多くの疾患が、近代西洋医学によって解決されてきたのは疑うことのできない事実だからです。

最新の現代医学と歴史的事実に裏打ちされた伝統医学をコーディネートした医療。これこそが、西洋と東洋の文化をあわせた、いわばヒトの英知の結晶であり、現代に生きる私たちが本来享受し得る至高の医学であると、私には思えるのです。

新しい医学――ハイブリッド医療

例えば、整形外科で処方されているクスリが、内科治療の妨げになるような場合がありますｓ。この場合も調整が必要ですが、私がこの書の中で説明しようとするのは、そうした専門分野間の調整ではありません。もっと広い視野でお話ししたいのです。

西欧にその源を発する**西洋医学**、東洋に源を発する**東洋医学**。今、世界には大きく分けて二つの源を異にする医学が存在します。この二つは理論からして全く異なり、全く別々の医学です。もちろん、このほかにインド固有の、アラビアの、あるいはチベットの、といったその地方に固有の医学が存在しますが、世界的な規模をもって広く認知され、また実際の医療現場で応用されている医学は、多く西洋医学と東洋医学の二大潮流に分類されるでしょう。

先進諸国で最近声高に叫ばれている代替医療も、その理論的根拠は、つまるところこれら二つの医学理論に基づいていることがほとんどのようです。

わが国にあっても、明治の初年までは東洋医学が医学の主流であり、政策的に突然西洋医学に切り替えられた経緯がありますが、その後も東洋医学は途絶えることなく、現代に至るまで綿々と継承されてきています。

もし、今ここで西洋医学と東洋医学とを等価のものと認め、両者を融合した「**ハイブリッド医療**」というものを考えるとしたら、どんな医学ができあがるのでしょう。

「なあんだ、西洋医学と漢方の融合かい。そんなことは今どき珍しくもないよ。こないだも、＊＊先生からもらったクスリのなかには漢方薬も入ってた」……なんて思っている方がいるなら、そんな方にこそ是非ここから先を読んでいただきたいのです。

この**東西医学をコーディネートしたハイブリッド医療**こそが、「医療の場で見方を変える」という本書のテーマそのものであり、医療の蚊帳の外に置かれてしまった人たちに蚊帳の中に入ってもらうための有効な手段になるのですから。

あなたに、漢方薬は本当に効きましたか？

あなたはこれまでに**漢方薬**を服用したことがありますか？　そのとき、その漢方薬は本当に効果がありましたか？

街の薬局で、病院で、あるいは通信販売で、漢方薬と称するものを処方・販売されて飲んだことのある人は少なくありません。しかし、そのような人たちから話を聞くと、

「飲んではみたものの、効いたのだか効かないのだかよく分からない」

と答える人が多く、明確によく効いたと答える人が案外少ないことに気が付きます。

また困ったことに、一部の売り手の中には、

「漢方薬は長く飲まなければ効き目は分からないので、とにかく三ヶ月から半年以上

は続けてください」

などといった無責任な宣伝で、利用者に漢方薬を売りつけようとする輩もいて、利用者を混乱させている現状があるのも事実です。

漢方薬はすぐには効かない……これは本当でしょうか。

西洋医学が導入される以前の我が国では、急性の病気も慢性の病気も漢方薬や鍼灸で治療していました。例えば、急な発熱も腹痛もすべて、漢方や鍼で治療していたわけですから、そのときに、「半年間飲まなければ効果が出ません」などと悠長なことは言っていられなかったはずです。また、効いたのかどうか分からないような薬に、当時の人々が高額な対価を支払うはずがありません。

しかし、その後の歴史的な経緯を経て、なぜか処方する側も、処方を受ける側も、漢方にすっかり寛容になってしまいました。「漢方だからすぐに効かなくても当たり前」と考えるようになり、果ては効いたのかどうかさえ分からない漢方薬に対しても大枚をはたいて、なんとなく飲み続ける、といったおかしな現象が見られるようになってしまったのです。

このような現象は、私たち国民にとって不幸であるばかりか、東洋医学にとっても不幸な事態といわざるを得ません。

一般論として言えば、急性の病気は治る場合も早いのですが、慢性の病気はすぐには治りません。長い間かかって、じょじょに蝕まれた身体が一週間や二週間で元に戻るという、そんな虫のいい話はかえって怪しいでしょう？　長い時間かかってできあがった病態というのは、ある意味で身体がそれに順応してきていますから、むしろじょじょにゆっくりと治していったほうがよい場合が多いのです。

漢方薬の作用が緩やかなのは（緩やかだと世間一般に認識されているのは）、現代では慢性の病気に利用されることが多いからに他なりません。

東西両洋医学を使いこなそう

近年、漢方や鍼灸などといった東洋医学は話題に上ることも多く、西洋医学の診療に漢方薬を取り入れている医師は少なくありません。そんな中で〝西洋医学と東洋医学をコーディネートしたハイブリッド医療〟などと言っても、「何をいまさら」と思われる方も多いはずです。

確かに、西洋医学に漢方薬や鍼灸、気功、ヨガなど手段だけを取り入れて、〝統合医学〟〝融合医学〟などと称している例が多いのですから、それもやむを得ないところです。

しかし、西洋医学の診療の中で、西洋医薬（新薬）の代わりに漢方薬を処方するのが西洋医学と東洋医学の融合でしょうか。私はそうは思いません。西洋医学の中に漢

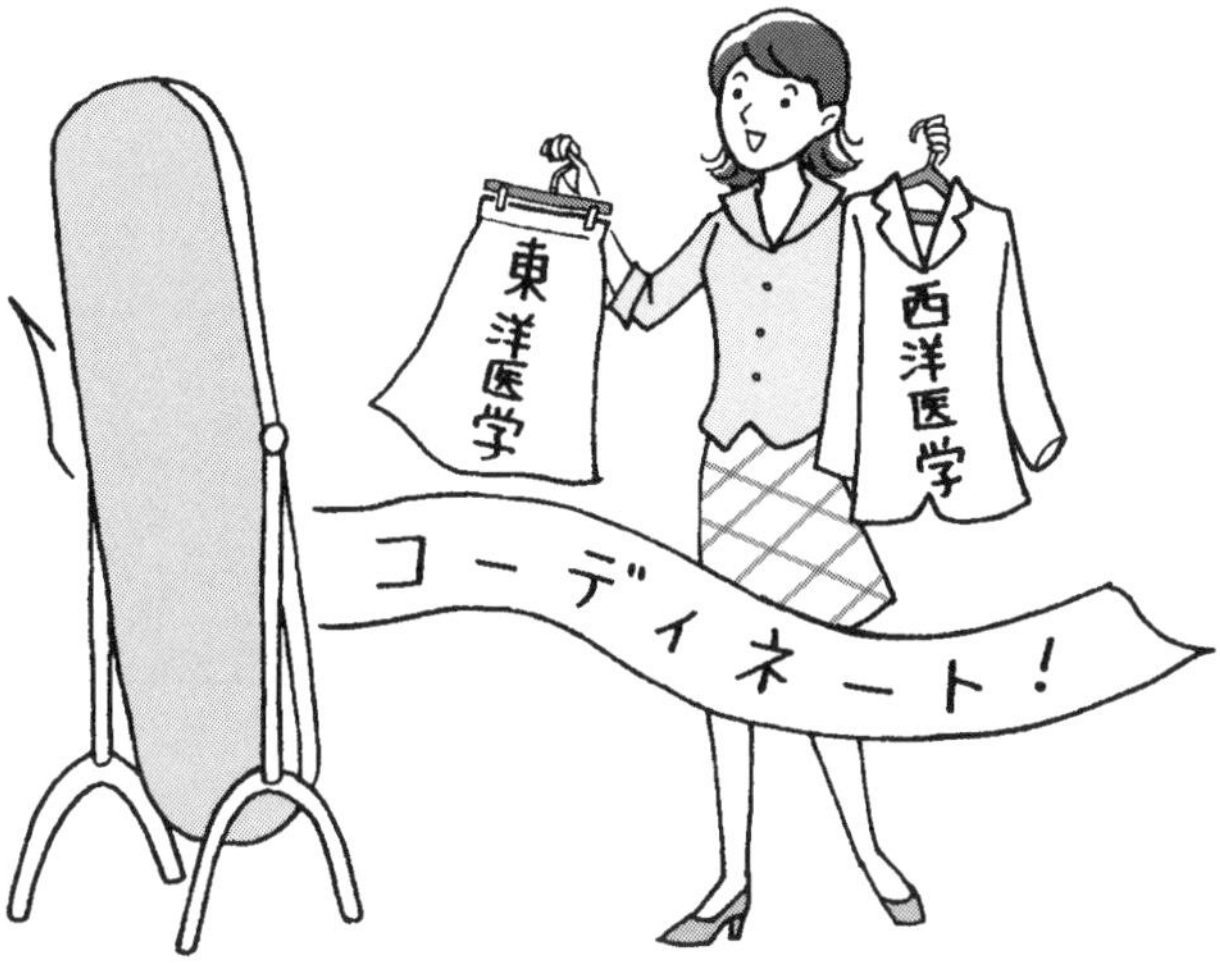

方薬を取り入れるのではなく、西洋医学と東洋医学をその理論から融合させるのでなければ、真の〝統合医学〟〝融合医学〟とは呼べないはずです。本書では、それらと一線を画する意味で、コーディネートと称しています。

東西医学を等価なものと認めて……とはいっても、私自身が西洋医学を学び、長い間第一線の医療現場でこれを実践してきたのですから、やはり西洋医学を土台として、これに東洋医学をコーディネートしていく形が多くなるでしょう。

もっとも、明治以降西洋化された教育の

元に私たちの思考回路は訓練され、西洋医学的な思考法に慣らされてきていますから、一般の人々にとっても、私と同じように、西洋医学の基礎の上に東洋医学を導入するやり方のほうが、ずっと分かり易いだろうと思うのです。

この本は、漢方や鍼灸のすばらしさを喧伝する目的で書かれたものではありません。世に漢方や鍼灸の啓蒙書はたくさん出版されています。単に漢方や鍼灸の効能を知ってもらうだけなら、これらの書物をひもといていただければ十分でしょう。

私がこれから書こうとしているのは、最新の西洋医学と伝統的な東洋医学をコーディネートさせるという、古くて新しい（?）医療の俯瞰です。

こう言うと難しそうですが、そんなに難しいことを言おうとしているのではありません。「西洋医学で治らなければ東洋医学でやってみましょう。東洋医学で駄目なら、西洋医学でやってみましょう。両方の医学が使いこなせれば、片方だけでやるよりは当然もっとよく治るはずです」と、まあ、一言で言えば、こういう単純な話なのです。

ところが実際には、それがそんなに簡単にはいかないのが現実です。

東洋医学との出会い

私は、高校を卒業後、まず大学で薬学を学び、その後に医学の道へ進路を変更しました。私の薬学生時代は学生運動が華やかな頃で、新左翼といわれる人たちの言動が社会にも強い影響を与えていた頃でした。彼らにとって、毛沢東の率いる中国は特別の意味を持った国であり、医療に携わる若い学徒の間で中国医学への興味が非常に高揚していた時代でもありました。折りしも中国の鍼麻酔が世界にセンセーショナルに紹介された時期とも重なり、いやが上にも、伝統医学への関心が異様に高まった時代だったのです。

そんな時代背景の中で、私も東洋医学について興味をもち始めました。ところが、初めに取り掛かった東洋医学理論の非科学的なことといったら……。唖然とし、たちまち興味を半減させてしまったことを思い出します。若い学生にとって、〝陰陽〟〝表裏〟などという言葉自体馴染みがなく、八卦見（易者）ではあるまいし、理論と呼ぶにはいかにも幼稚で荒唐無稽に思えたものです。

やがて医師となり、実際の臨床に携わってからは、新しい医学知識・技術の習得に追われ、東洋医学への情熱も一時は随分薄れかけて行きました。

年を経るにつれ医師としての経験が重ねられ、どんな病態にも的確な対処ができるようになったと自信がみなぎりだした頃のことです。私は、**全身性エリテマトーデス（SLE）と全身性進行性硬化症（PSS）**という二つの疾患を合併した混合症候群の患者さんを受け持ちました。SLEとPSSはいずれも厚生労働省の指定する難病で、懸命の治療にもかかわらず病状は一進一退を繰り返していました。そうしているうちに、患者さんは大量の吐血からショック状態に陥り、一時は死を覚悟するほどになってしまいました。急場はしのいだものの消化管が麻痺して機能せず、全く食べられない状態が続きました。中心静脈栄養法という特殊な方法で長期の栄養管理をせざるを得ず、治療は手詰まり状態でした。

そんな状況で悩んでいたとき、昔聞きかじった東洋医学のことが私の頭に浮かびました。とはいえ、当時の私は東洋医学的な診断法さえ未熟で、どうしてよいのか手探り状態でしたが、この方のお腹を診察してみると、かつて学んだ「**大建中湯**の腹証」というのにそっくりだったのです。そこで、駄目で元々という気持ちで大建中湯という漢方薬を処方してみました。

するとどうでしょう。大建中湯をおそるおそる服薬し出してから、次第に患者さんの食欲が出てきて、少しずつではありましたが食べられるようになって来ました。食事が食べられるようになると身体全体がみるみる張りを取り戻し、快方に向かい出したのです。それまで処方されていた副腎皮質ステロイド剤は順調に減量され、やがてその患者さんは無事退院することができました。

偶然ですが、ちょうどこの頃、かつて大学病院でこの患者さんの主治医をしたことがあるという医師が私の勤務する病院へ赴任して来ました。この医師は患者さんのこ

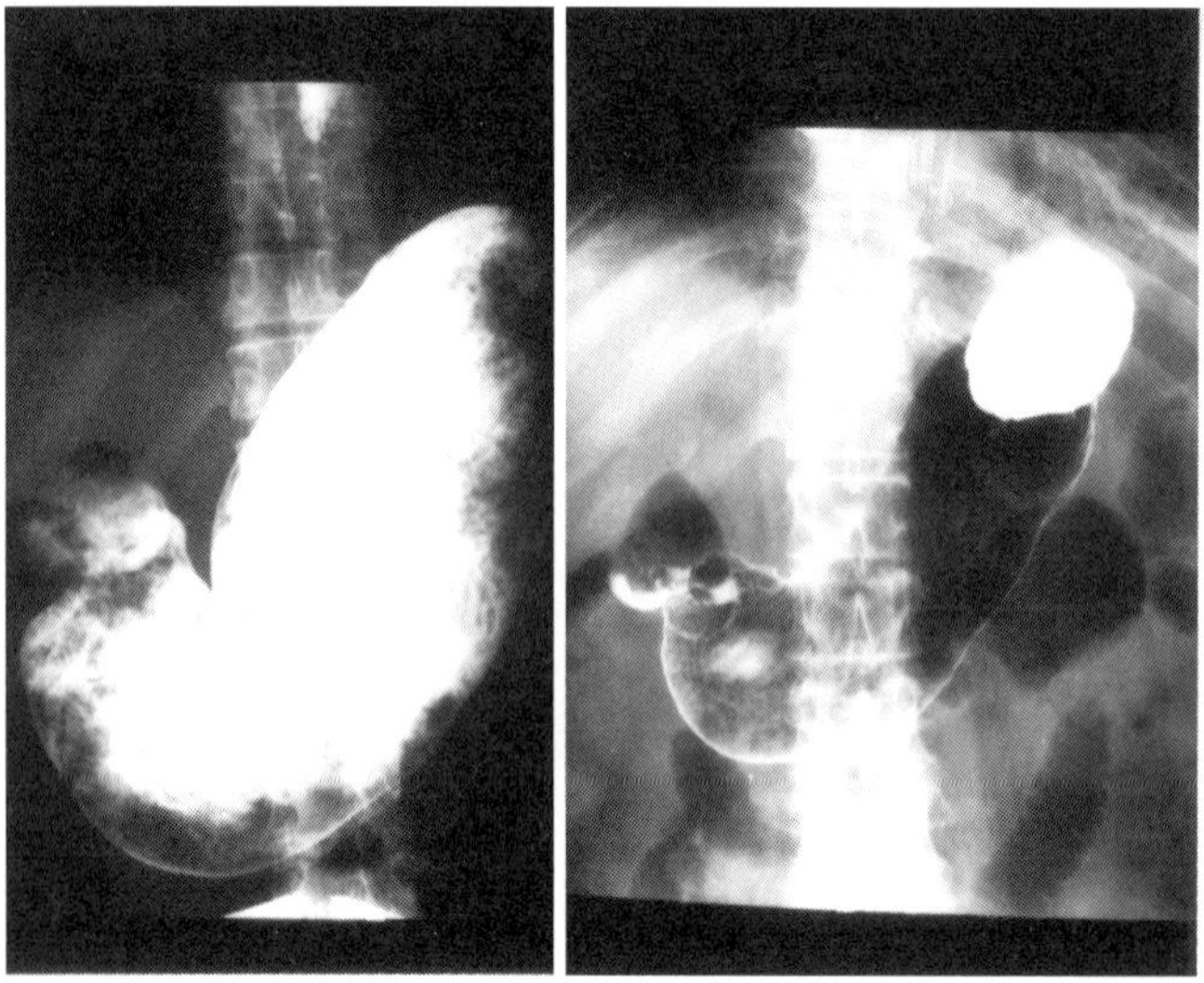

麻痺して拡張した胃（左）と治療によって改善した胃（右）

とをよく覚えていて、当時から大学病院でも治療に難渋した方であり、まさかまだ存命とは思わなかったと、非常に驚いて当時の状況を語ってくれたものでした。

この症例は、専門の学会でも報告しましたが、これ以後、東洋医学と真剣に向き合う端緒を私に与えてくれた貴重な経験でした。

〝ハイブリッド医療〟を試みる

私の専門領域は**消化器病学**、**内視鏡学**です。消化器病学にとって、最も厄介で巨大な対象は**消化器がん**です。西洋医学の進歩のおかげで、初期の消化器がんなら、最近は開腹手術もせずに、内視鏡やエコーを使って治癒させることが可能になりました。東洋医学で治すことはまずできないでしょうし、ここで西洋医学を拒否して東洋医学に賭けるとしたら、ナンセンスの謗りを免れません。

しかし、このがんが、手術不能になるまで進行したとしたらどうでしょう。西洋医学では、**制がん剤**、**放射線**を使った治療が選択されることが多いと思います。ですが、これらの治療で進行消化器がんを根治させることは極めて困難であるばかりか、治療に伴う副作用に苦しみ、かえって死期を早めてしまうことにもなりかねません。

もちろん、東洋医学による治療でも、それだけで根治させることは不可能でしょう。しかし、**ハイブリッド医療**による治療ならどうでしょうか。

手術不能の進行胃がんの患者さんに漢方薬と鍼灸を併用してみて、併用しなかった方々との違いを調べてみたことがあります。統計処理したのは大分以前の話で、ティーエスワンなどといった新しい制がん剤が発売される前のデータですが、参考にはなると思います（その内容は、「難治性疾患に対する漢方・鍼灸治療併用の試み」と題して、第38回神奈川医学会総会・学術大会のプレナリーセッションで発表しています）。私が勤務していたのは一般の公的病院ですから、もちろん通常の西洋医学的治療はそのまま遂行しながら、私の担当する患者さんに、漢方薬と鍼灸を併用してみたのです。

すると、他の医師が担当する西洋医学的治療だけを行った患者さんと比べて、漢方薬または鍼灸治療を併用した患者さんでは、平均1ヶ月も生存期間が延長したのです。

「何だ、たったの1ヶ月延びただけか」と思われるかも知れません。しかし、当時、漢方薬や鍼灸治療を併用しなかった、通常の西洋医学的治療だけを受けていた患者さんたちでは平均３ヶ月で亡くなっているのです。ですから、それが1ヶ月も延びるということは寿命を30％も延ばしたことになり、随分価値のあることなのです。

さらに、末期がんの疼痛に苦しむ患者さんでは、東洋医学を応用したビタミン剤の注射によって、鎮痛のために使用するモルヒネの量が明らかに減少し、患者さんたちは私が注射に現れるのを心待ちにしてくれるようになったのです。加えて、こうして東洋医学的治療を併用していた患者さんたちが、概して穏やかな死を迎えられることに私は気が付きました。

私のつたない漢方処方や鍼灸の技術によっても、こうした顕著な差が出たことは新鮮な驚きでした。とくに、このような重症の患者さんたちは一般に食事が摂れず、従って薬も飲めない方が多いので、鍼灸治療は極めて有用で、利用価値の高いものでした。このような重篤な疾患でなくとも、日常の診療の中で、西洋医学的治療でなかなかよくならなかった方に、東洋医学的な治療が思いがけない（？）卓効を示すことはしばしば経験されることです。

症例1「便秘と生理不順」

印象に残る例を挙げてみます。その方は20歳の女性でした。2年近く前から便秘に悩まされ、下剤を常用していました。初めのうちは効いていたのですが次第に効かなくなり、最近では常用量の二倍量の下剤を服薬しても効かなくなりました。その上、頭痛もするようになり、いつもお腹が張って苦しいので私の勤務する病院を受診しました。もちろん、これより以前にもいくつかの診療所を受診していて、検査は充分にされています。便秘に苦しむ女性で、検査ではなんら異常が発見されない方はかなり多いものです。現代医学では繊維質の食事を勧め、運動と、水分の摂取を指導し、下剤を処方することになりましょう。

他のクリニックで既に施行済みの同じ検査を繰り返すよりは、と考え、漢方で治療してみることにしました。身長は１５８㎝、体重52㎏で一見健康そうなお嬢さんです。私は彼女の脈、舌、お腹の状態を診察し、**大黄甘草湯**という漢方薬を処方しました。

二週間後の再診時、彼女は何とか他の下剤は使用しないで済んでいるが、まだすっきりしないとのことでした。その折、もう一度よく話を聞くと、「もう４ヶ月以上も生理がない」というのです。これは重要な所見です。20歳の女性が妊娠でもないのに４ヶ月以上も生理がないというのは大変なことです。そこで私はもう一度診察しなおし、彼女に**桂枝茯苓丸**という漢方薬を併用しました。すると、服薬しだして三日目くらいから生理が始まり、次いで便通も正常化してしまったのです。二週間後に再診に現れた彼女は生き生きとした晴れやかな笑顔で私に言ったものです。

「先生、漢方の威力ってすごい！」

ここで、重要なことは、便秘に対して「今までの下剤の代わりに大黄甘草湯や桂枝茯苓丸を処方したのではない」ということです。確かに大黄甘草湯や桂枝茯苓丸は便秘に使用されることのある漢方薬ですが、便秘に使用される漢方薬は他にもたくさんあります。ただ単に下剤として処方するだけなら、他の漢方薬でもよかったのでしょうか。また、第一回目の再診時に「ある程度効いたがまだ充分でない」と彼女が訴えたとき、大黄甘草湯の量を増やす手もあったはずです。

もし、あのとき、大黄甘草湯の量を増やしていたとしても、同じように劇的な効果が得られたのでしょうか。便秘は何とかなっても、少なくとも生理不順まで治ることは考えにくいのではないでしょうか。

現代医学的には説明のつけにくい効果が、漢方薬では現れる。漢方治療や鍼灸治療をしていると、そんな経験が日常茶飯的にみられるのです。そして、その現代医学的に一見説明しがたい現象が、東洋医学的に考えれば理路整然と説明のつくものであることが、重要なポイントなのです。

症例２「制がん剤による舌炎」

さらに最近の経験から、興味深い症例をいくつか紹介してみましょう。

こんな例がありました。その方は69歳の男性で、高血圧、糖尿病、狭心症、アルコール性肝障害などで私たちの病院へ通院していました。通院中偶然膵臓がんが発見されましたが、既に進行がんのため手術は不可能で、制がん剤による化学療法が選択されました。

多くの方がご存知のように、制がん剤には様々な副作用があります。この方には、副作用を懸念して通常より少な目の制がん剤が投与されていたにもかかわらず、舌炎を起こし、舌がぴりぴりして満足に物が食べられなくなってしまいました。主治医の先生はビタミン剤とうがい薬を処方しましたが、効果はありません。そんな折、主治医のうちの一人が退職したため、この方は偶然私の外来に回ってきたのです。

　貧血でふらふらしながら診察室に入って来られたこの方をみて、さっそく、私は思考の回路を東洋医学へ切り替えました。症状を聞き取り、脈を診て、舌を診ます。東洋医学的な思考回路で出した私の処方は、**八味地黄丸**と**帰脾湯**という二種類の漢方薬を混ぜる（**合方**といいます）ことでした。

　街の漢方薬局で見るように、成分の薬草一つ一つを処方して煎じてもらうことができるなら別ですが、病院ではでき合いの漢方エキス剤というのを使用していますから、こうして必要な成分の含まれた漢方薬同士を混ぜるという手を、私は好んで使います。実際の医療現場で煎じ薬を処方することは困難ですし、もらった患者さんもいちいち薬草を煮詰めて自分で煎じ薬を作るというのは厄介なことです。それに、たいていの場合、でき合いのエキス剤で十分な効果が期待できるものです。

　話がわき道に逸れてしまいましたが、先の漢方薬を服用して一週間後には、舌の痛みが全くなくなっていました。通常、薬の副作用が疑われた場合にはその薬を中止す

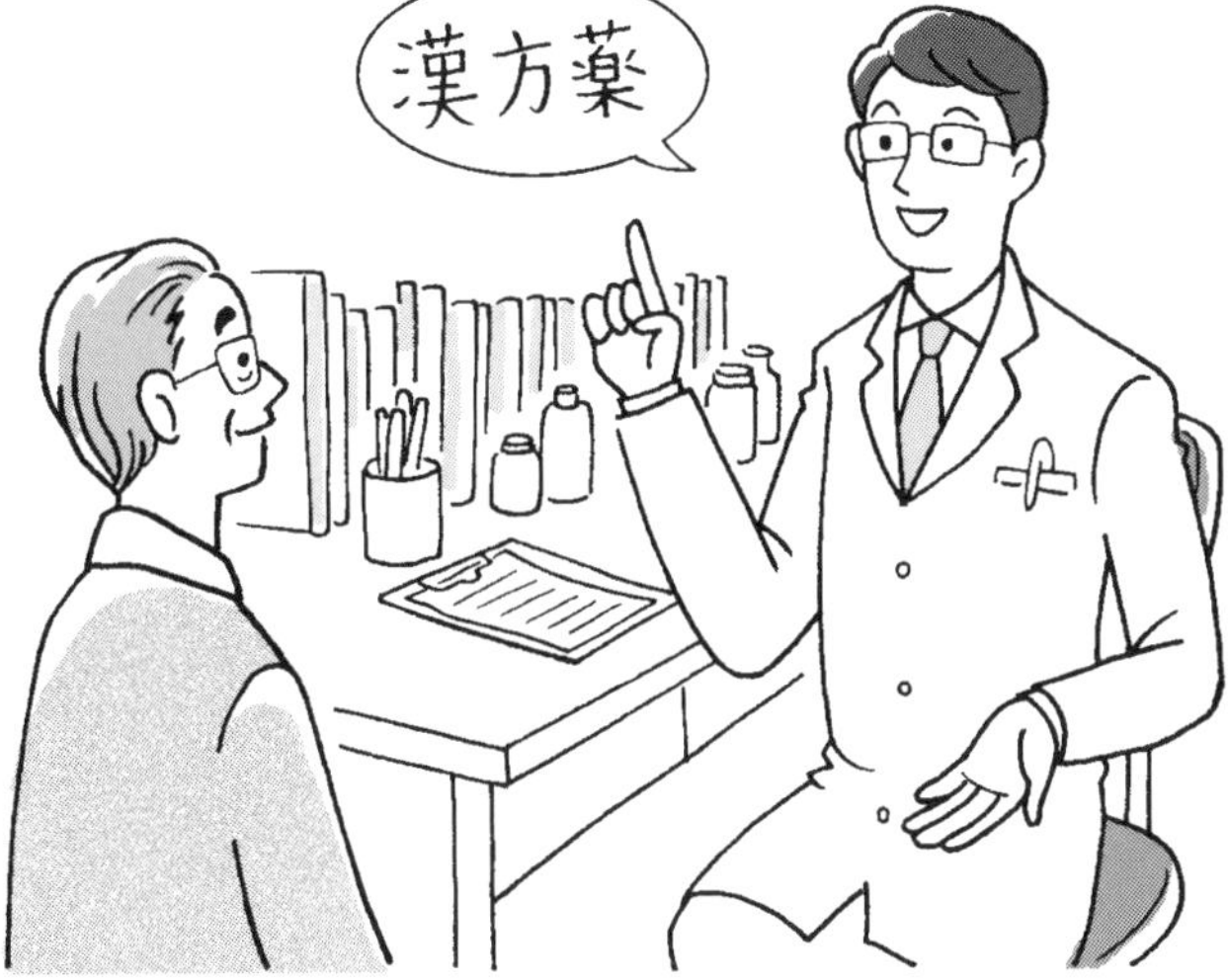

るのが常道ですが、この方の場合、膵臓がんに有効な唯一の制がん剤を中止することは積極的な治療を放棄することに繋がります。漢方薬の効果は患者さん自身が最も感じていますから、以後は本人が自ら漢方薬の処方を希望しました。漢方薬のおかげで、制がん剤も中止しないですみ、現代医学的な最新の治療が続行できたわけです。

症例3 「原因不明の腹痛」

そして、もう一例。今度は70歳の女性です。身長は153㎝、体重は54㎏ですから、日本人としてはごく標準的な体格です。もともと、近くのクリニックへ、脂質異常症、高血圧症で通院していたのですが、1週間ほど前から右の脇腹が痛み出し、色々検査を受けても原因不明で、様々な薬（西洋医薬）を処方してもらってもよくなりません。夜になると痛みが強くなって寝られないほどになり、私の勤務する病院へ急患として来院したのです。

痛みが強いため入院して婦人科、内科で色々調べたのですが、やはり痛みの原因は分かりませんでした。掛かりつけ医が私の友人だったため、一月ほどして私の外来を受診しました。この時点でもまだ痛みは続いており、軽快する様子がみえません。友人の医師からこの方の病状説明を受け、鍼灸や漢方で何とかならないかと相談されていたので、私も初めからそのつもりで診察しました。

診察の結果、この方には家庭的に大きな悩みがあり、強いストレスのあることが分かりました。東洋医学的な診察で確認した後、私は左右の手と足に合計10本の鍼をうち、**加味逍遥散**という漢方薬を処方しました。二週間後に再診したときに聞くと、「鍼を打った当日に腹痛が消え、以後痛みは出ない」と大変喜んでいました。

私が鍼を打った場所（ツボ）は、**合谷**、**陽陵泉**、**太衝**、**足三里**、**公孫**という五つのツボで、左右で10箇所です。全て手と足にあります。

痛む脇腹とは遠く隔たったこのような場所に鍼をして、なぜ効くのでしょうか。また、脇腹が痛んだときにこれらのツボに鍼を打てば、必ず効くのでしょうか。西洋医学の理論では説明不可能です。これは、東洋医学の理論〝経絡〟によって説明することができます。〝経絡〟は西洋医学では説明できない理論ですので、後の第３章で詳しく解説させていただきます。

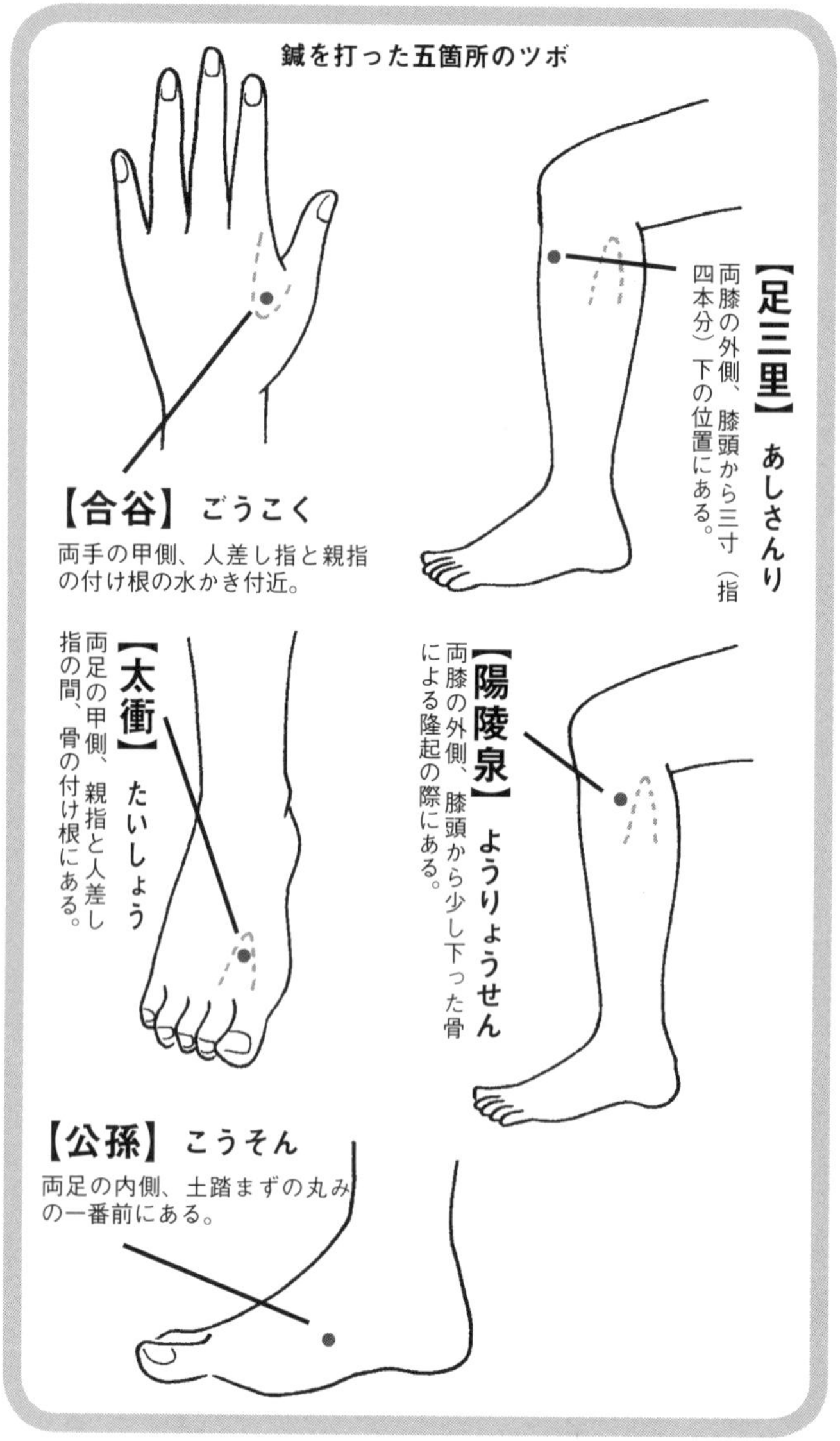
鍼を打った五箇所のツボ
【合谷】ごうこく
両手の甲側、人差し指と親指の付け根の水かき付近。
【足三里】あしさんり
両膝の外側、膝頭から三寸（指四本分）下の位置にある。
【太衝】たいしょう
両足の甲側、親指と人差し指の間、骨の付け根にある。
【陽陵泉】ようりょうせん
両膝の外側、膝頭から少し下った骨による隆起の際にある。
【公孫】こうそん
両足の内側、土踏まずの丸みの一番前にある。

症例4「放射線直腸炎」

これまでの例を見ると、東洋医学の効能ばかり書き連ねているようですが、決してそうではありません。次のような例もあります。

その方は74歳の男性です。元々心房細動、高血圧、心不全があり循環器内科へ通院していたのですが、通院中に前立腺がんが見つかり、放射線治療を受けました。

放射線治療の結果、前立腺がんは制御されたのですが、しばらくしてから下痢と下血が始まりました。前立腺と直腸は解剖学的に近い場所にありますから、放射線治療時に放射線が直腸にもかかってしまい、その副作用によって**放射線直腸炎**を発症したのです。これは厄介な病気で、なかなか有効な治療法がありません。この方の場合も、治療がうまくいかず、出血のために次第に貧血が進行し、度々輸血を必要とするまでになりました。

そんなこんなで困り果てた泌尿器科から、私の外来へ紹介されて来たのです。通常の治療法で効果のないことは経験上知っていましたので、漢方薬を試してみることにしました。もちろん、東洋医学的な診察をして東洋医学的な思考回路で処方を考えました。そして**加味帰脾湯**という漢方薬に他の漢方薬を少量混ぜて処方してみました。その後、再診時に聞くと、「服薬してから次第に下痢は止まってきた。出血も少なくなった」といいます。

手応えはあったのです。ところがそれ以上よくなりません。頻度は減りましたが相変わらず輸血が必要です。私なりに知恵を絞って漢方薬を変更してみたりもしたのですが、どうしてもそれ以上よくすることができないのです。

前にも述べたように、私は内視鏡学を専門にしていますので、今度は西洋医学的な思考もしてみます。最近、胃腸の粘膜からの滲み出るような出血や、細い血管からの出血に対し、内視鏡を使った**アルゴンプラズマ焼灼療法（ＡＰＣ療法）**の有効性が数多く報告されているのを思い出し、勧めてみることにしました。

ＡＰＣ療法というのは、内視鏡で見ながらアルゴンプラズマレーザーで病変のある粘膜を焼いてしまい、その後に健全な粘膜が再生してくるのを期待する治療法です。最近、消化管粘膜の出血や、早期のがんに対する治療法として利用されるようになって来ました。

しかし、今まで何をやっても効果がなく、わずかに漢方薬で若干の改善が見られていたので、この方は当初、私の勧めるＡＰＣ療法にも懐疑的でなかなか同意していただけませんでした。数ヶ月はそのままの状態が続きましたが、いつまでもこのままでは、と思ったのでしょう、突然ＡＰＣ療法を決意されたのです。

放射線直腸炎はこれだけで直ちに完治してしまうほど簡単な病気ではありません。わずかな出血はその後もあるようですが、それでもＡＰＣ療法後は輸血の必要がなくなり、通常の増血剤を服用するだけで貧血も進まなくなりました。

このように東洋医学的な治療より、西洋医学的治療のほうが優れた効果を発揮する場合が少なくない、というより多いということは、当たり前のことですが、肝に銘じておく必要があります。

このような実際の症例から、病気には、西洋医学的な診断や治療のほうが有効な病気と、東洋医学的な診断や治療のほうが有効な病気とがある、という事実をわかっていただけましたでしょうか。

それをふまえ、次章では、東洋医学的な考え方の特殊性について、西洋医学と比較しながら見てみましょう。

第2章

西洋医学と東洋医学

ハイブリッド医療で治療範囲が増える

これだけ西洋医学が進歩しても、未解決な問題は山のように残っています。

これらの問題が将来西洋医学的に解決されるかどうかは別問題として、現時点で未解決な問題、言い換えれば治せない病気をどうすればいいのでしょう。

左ページの図を見てください。簡単な集合の図です。西洋医学で解決しうる範囲をAとし、東洋医学で解決しうる範囲をBとします。正直に言って、やはり西洋医学での守備範囲のほうが広いと思いますのでAのほうを大きくしてあります。

もしAがBを完全に内部に取り込んでいるならBの存在価値はなくなります。しかしそうならないことは既に具体的な事例で説明しました。実際にはＡＢの関係は図のようになります。ＡとＢの共通部分は西洋医学でも東洋医学でも治せる部分ですから

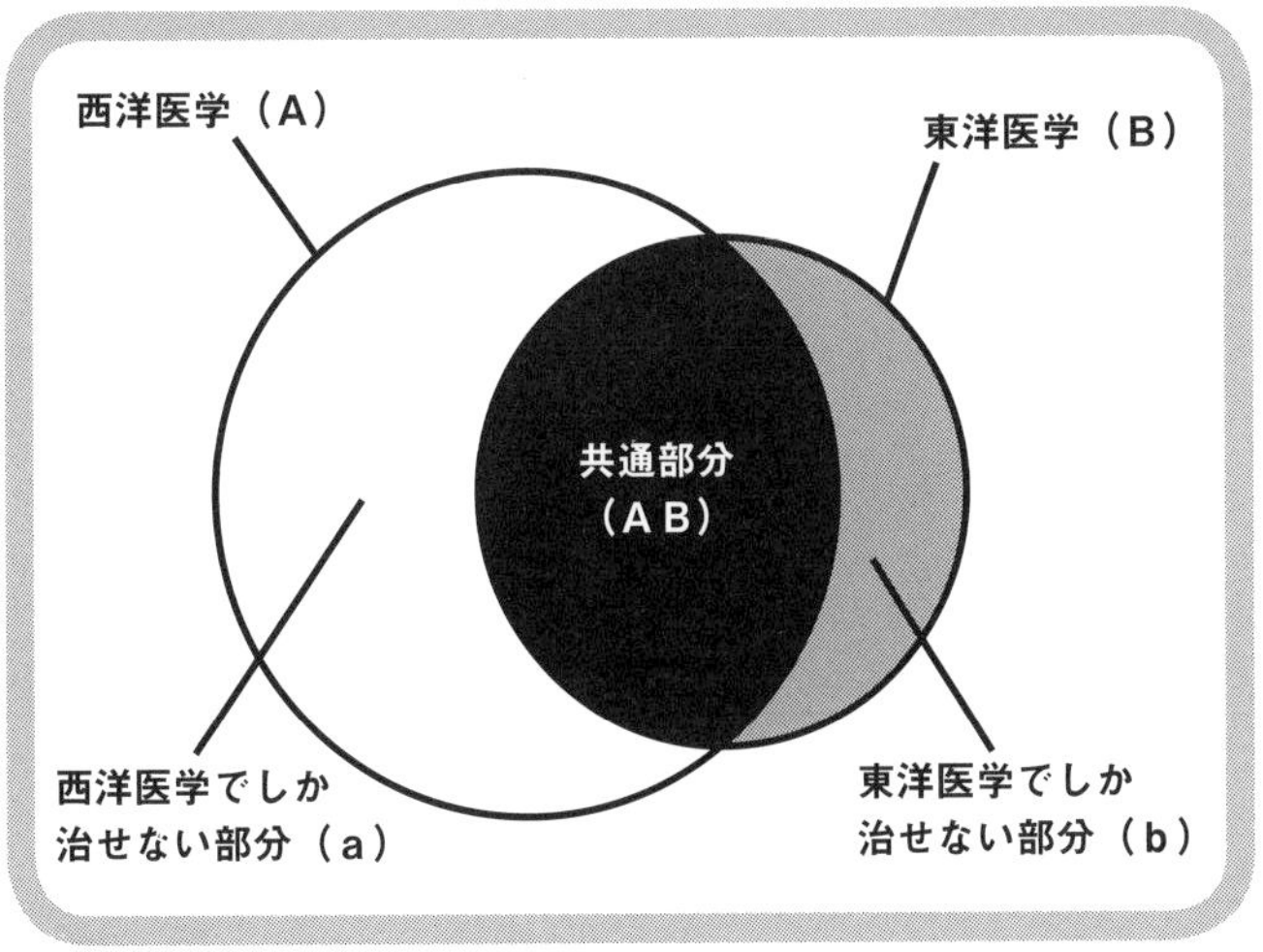

図・東西両洋医学の守備範囲

どちらで治療してもよいことになります。

重要なのはｂの領域です。ここは現時点では西洋医学では治せない部分です。要はその病気がｂであることをいかに早く気が付くかです。

図からわかるように、西洋医学と東洋医学をコーディネートさせたハイブリッド医療なら明らかに治療範囲が広くなります。もちろん、ＡとＢ以外の部分に入ってしまう病気もあるので全ての病気に対応できるわけではありませんが、Ａだけ、Ｂだけに比べれば治る病気の範囲は格段に広がることがお分かりいただけるでしょう。

漢方薬治療の落とし穴

近頃の漢方薬ブームで、医師の間にも漢方薬に興味を持ち、西洋医薬と一緒に漢方薬を処方される医師が増えてきました。しかし、第1章でも触れましたが、漢方薬を処方する医師が増え、漢方薬を服薬した経験のある方が増えているにもかかわらず、劇的に漢方薬が効いた、という経験を持った人が少ないのはなぜでしょう。せいぜい、「効いたような気がする」といった程度の感想しか聞かれないのはなぜでしょうか。

少なくとも、西洋医薬のように、服薬した人のほとんどが効果を認識するのと違い、漢方薬には効く人と効かない人がいるのは事実のようです。これに関して、昭和薬科大学の**田代眞一**教授による極めて明快な説明がありますので耳を傾けてみましょう。

芍薬甘草湯という漢方薬があります。シャクヤクとカンゾウの二種類の薬物のみでできている簡単な構成ですから比較的分析しやすいので、これを例にとりましょう。

主薬であるシャクヤクの成分ペオニフロリンやカンゾウの主成分グリチルリチンは単独で存在するのではなく、天然物の中では**配糖体**（糖がくっ付いた構造になっている有機物質）であり、水に溶けやすい性質を持っています。ですから、シャクヤクとカンゾウを水で煎ずると、これらの成分が水に多量に溶け出します。

しかし、これを飲んでもこのままの形では吸収されません。腸の中に住む細菌（**腸内細菌**）がこれらの成分を分解して糖をはずすことによって油に溶けやすい形に変わり、ようやく身体に吸収できるようになるのです。逆の見方をすれば、この糖を分解する腸内細菌が身体に少ない人は、芍薬甘草湯を飲んでもさっぱり効かない、ということになるのです。

以上が、田代先生の説明ですが、実に明快です。

風邪のときに漢方薬と西洋医薬をやたらに併用する医師がいますが、西洋医薬である抗生物質を併用することで漢方薬の効果を出すのに必要な腸内細菌を殺してしまい、かえって漢方薬を無効にしてしまっている例さえあるのです。

この田代先生の説明を裏付けるデータとして、横浜市東部病院の**赤瀬朋秀**博士による興味深い研究を示しておきます。

感冒に対して、漢方薬だけで治療した場合、西洋医薬だけで治療した場合、そして漢方薬と西洋医薬を併用した場合の効果を比較したものです。

表に示されたとおり、西洋医薬だけで治療された場合の平均処方日数は6・7日、漢方薬で治療された場合4・0日、西洋薬と漢方薬を併用した場合5・0日となっています。処方日数は治療効果を直接反映していると考えられますから、漢方薬だけで治

表・感冒に対する漢方薬、西洋医薬、両者混合治療効果の比較

	西洋薬	西洋薬漢方薬併用	漢方薬
例数	597	111	167
平均年齢	40.5 ± 26.6 歳	32.0 ± 28.5 歳	34.2 ± 25.3 歳
平均薬剤数	2.9 剤	2.7 剤	1.2 剤
平均処方日数	6.7 日	5.0 日	4.0 日
平均薬剤費（／1日）	¥203.8	¥215.9	¥119.6
平均総薬剤費（／1名）	¥1357.3	¥1075.1	¥484.5

※平均薬剤費、平均総薬剤費は平成９年度の薬価基準を基に算定した。

赤瀬朋秀他「かぜ症候群における薬剤費の薬剤疫学および経済学的検討」日本東洋医学雑誌 50；655、2000 より

療した場合が最も治療効果が高かったということになります。

漢方薬のほうが西洋医薬より早く治ることは意外と思われるでしょうが、さらに興味深いことは、両者を併用しても、漢方薬単独よりむしろ効果が劣っていたという結果です。西洋医薬に漢方薬を併用することが直ちにコーディネートになるわけではなく、無論ハイブリッド医療ではない、と訴える理由がお分かりいただけたでしょうか。

なぜ効くのかわからないから使わない？

前の項でご紹介した田代先生は、「腸内細菌叢の個体差が、東洋医学的な診断（証といいます）の根拠の一つになっているのかも知れない」と考えられています。確かにその通りだと思いますし、腸内細菌叢はあくまで一つの例に過ぎません。

芍薬甘草湯という極めて単純な処方にしても、その成分はペオニフロリンやグリチルリチンだけではないのです。シャクヤクもカンゾウもそれぞれが有機体すなわちもともと生き物ですから、私たちの身体と同じように無数の有機物質と無機物質で構成されており、それぞれが何らかの生理活性つまり身体に対する働きをもっているはずなのです。しかし、これら無数の物質を全て分析してそれぞれの相互作用を検討したり、薬物動態を解明したりすることは並大抵ではありません。

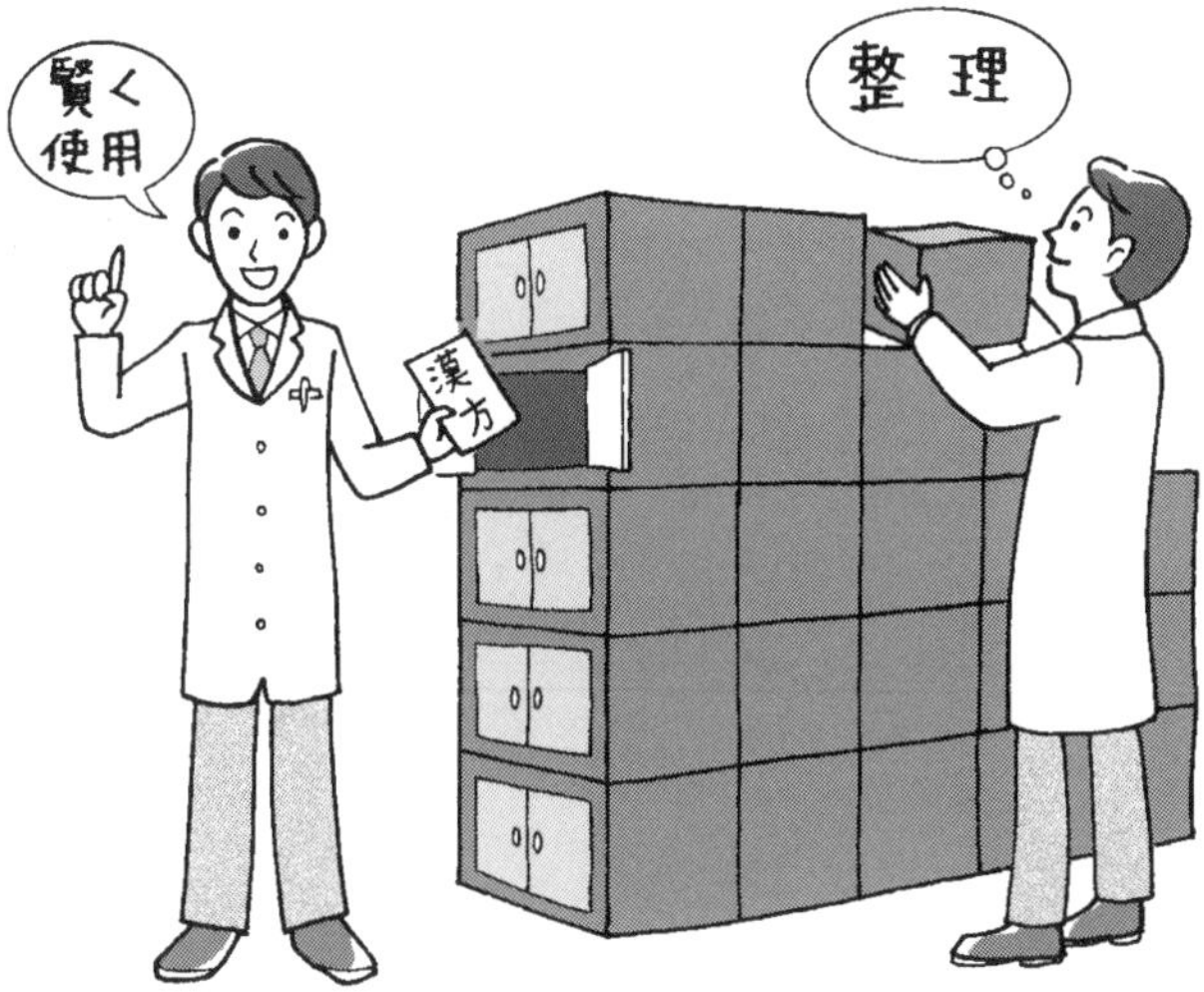

楽観的に考えれば、それでもいつかは全ての疑問に科学が答えてくれる日が来るかもしれません。だからといってその日まで、なぜ効くのか分からない漢方薬は使わないでおくことが、果たして正しいことなのでしょうか？

解明できないいわば**ブラックボックス**は、ブラックボックスとして素直に認め、せっかくの効果は効果として享受するのが賢明というものでしょう。西洋医学的にはどうせ理論はブラックボックスでわからないのだから何でもありというわけにはいきません。何しろ健康に関わることなのですから。東洋医学の理論とは、このブラックボックスを長い歴史と経験則から整理し、実際の臨床で使用できるように理屈付けしたものなのですから、決して無益な空論ではないのです。

よく昔からの言い伝えというものがありますが、理論はどうあれ、古くから言い伝えられてきたことというのは、それなりに意味のあることが多く、言い伝え通りにやっていると大抵大きな間違いはないものなのです。食品の食べ合わせ、海の漁や農耕にまつわる言い伝えなどには、経験から得た祖先の知恵が濃縮されており、これらの中には現代生活にも生かされているものが少なくありません。その土地土地に伝わるタブー、建築で使う風水など、とかく迷信と思われがちですが、中には科学的に妥当性が証明されたものもあります。そう考えていけば、東洋医学の理論を西洋医学と等価でコーディネートすることの大切さがお分かりいただけるのではないでしょうか。

〝東洋医学〟にも注意が必要です

既に述べたように、西洋医学で解釈不能な現象は一切認めないという態度は賢明とはいえません。私の考えを一歩譲って、東洋医学の理論もやがては西洋医学的に解釈できる日が来るとしても、では、その日が来るまでは、有効な治療法でも敢えて控えておかなければならないのでしょうか。病いで苦しむ人からすれば、理屈はどうあれ、治してもらえれば、つらい症状を取ってもらえればいいのじゃありませんか。「屁理屈はどうでもいいから、とにかくこのつらい症状をどうにかしてくれ」……と自分ならそう思います。

そう考えると、最近あちこちの病院でブームのように開設されている〝東洋医学科〟とか〝漢方科〟などといった診療科を受診する際にはちょっと注意が必要です。せっかくこれだけ進歩した西洋医学の成果を無視して、東洋医学だけで治療しましょうと医療行為を自ら限定してしまうのは少し気になるところがあります。

例えば、「頭が痛い」という症状で病院に行くことを想定してみます。普通は、内科か脳外科に掛かるはずです。そこをあえて最初から東洋医学科で診てもらおうと考える人は、特別な価値観を持っている人か、過去に医療によるトラウマがある気の毒な人なのか、どちらかではないのでしょうか。

さて、話は戻って、今あなたは頭痛で病院に行き、内科を受診したとします。まず、医師は診察して、神経学的な所見をとります。そして、血圧を測定し、採血をするでしょう。場合によってはレントゲンやＣＴスキャン、ＭＲＩを撮ることもあります。

検査の結果、異常が見つからず、とりあえず痛み止めの鎮痛薬が処方されました。鎮痛薬で一時的に頭痛は治まります。しかし、薬が切れるとまた痛み出すので、い

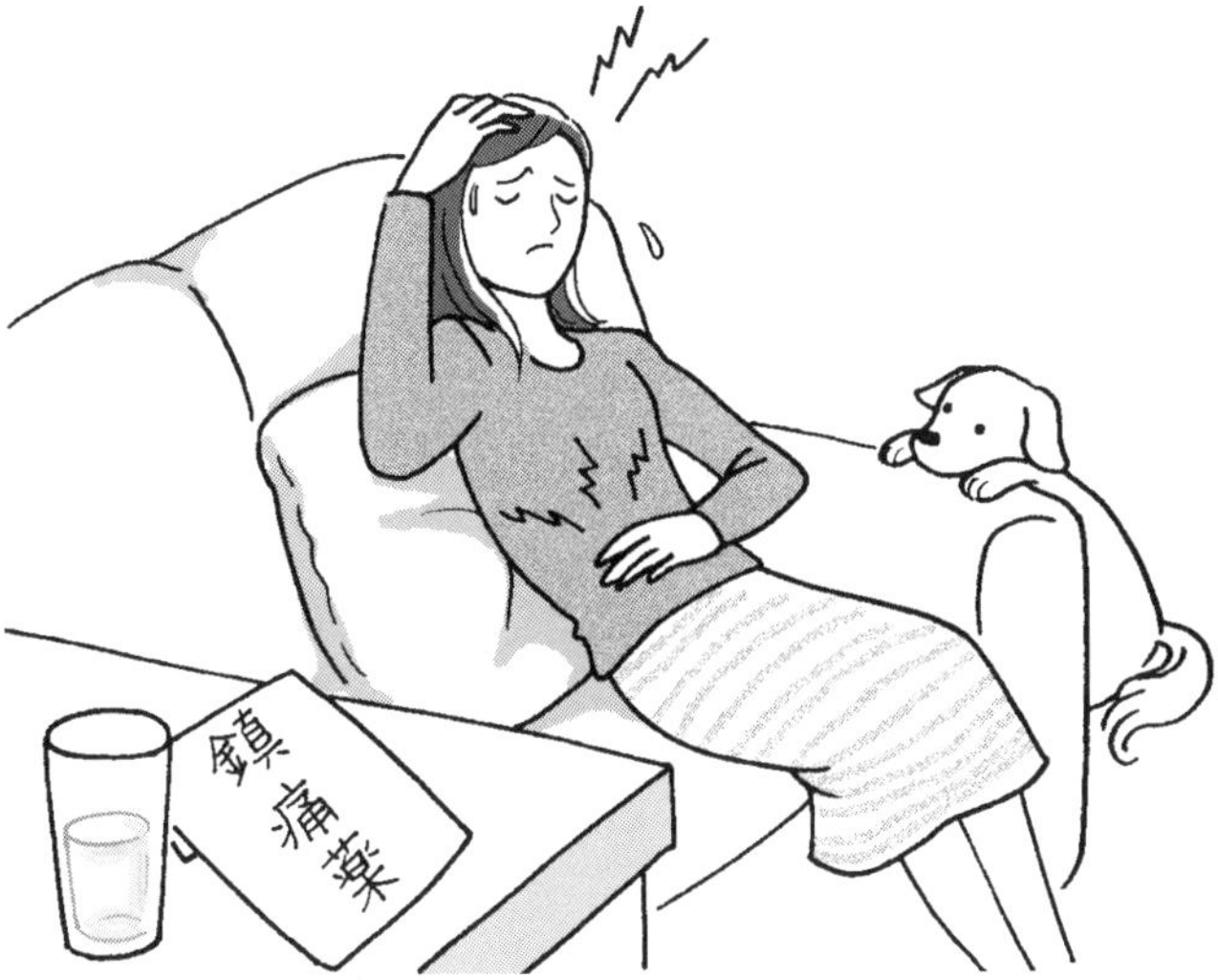

つまでも薬が切れません。そうこうしているうちに鎮痛薬の副作用で胃が荒れて食欲がなくなり、お腹も痛くなってきました。さらに、下痢の症状まで出てくるかもしれません……これは、決して特殊な例ではなく、日常の診療で私たちが始終遭遇する場面です。

そんなとき、この医師に東洋医学的な知識があれば、西洋医学では見過ごされてしまう眼の充血や脈の強さなどから、東洋医学的な〝肝〟の陽の異常を疑い、これを正す漢方薬が処方されることになったかも知れません（東洋医学的な特殊な用語については第3章で説明します）。

ここで重要なことは、医師が「頭痛に効くという漢方薬を知っていて、鎮痛薬の代用として漢方薬を使用した」というのではなく、「東洋医学的に眼や脈などを診て、東洋医学的な〝肝〟の異常と診断をする」ことなのです。そして、もしこの東洋医学的な診断と処方が合えば、鎮痛剤を飲むまでもなく、頭痛は治っていたはずです。またさらに、〝肝〟の陽を正す鍼治療を行っていたら、あるいは漢方薬さえ用いずに頭痛が治癒していた可能性すらあるのです。

そうなれば、鎮痛薬処方以後のこの患者さんの経過は全く異なることになり、この患者さんの仕事への復帰を含めた医療経済学的なメリットは極めて大きく、何より、患者さん自身がずっと幸せだったと思うのです。

東西両洋医学の正しいコーディネートとは？

西洋医学では、西洋医学の理論に基づいて治療手段（手術や西洋医薬）が考えられています。一方、今まで述べて来ましたが、東洋医学では東洋医学的理論に基づいて治療手段（鍼灸や漢方薬）が考えられています。そしてそれぞれの理論はどちらが正しいというような二者択一を迫られる性格のものではありません。

今日、ようやく東洋医学の効果が一般に認められるようになって来ました。医師の中にも治療手段として東洋医学を取り入れる動きが活発化しています。しかし、その多くは西洋医学理論のもとに東洋医学の治療手段を利用しようとするものです。風邪に葛根湯を併用するというのがよい例です。

しかし、賢明な読者はもうお気づきのことでしょうが、田代先生や赤瀬先生の報告にも見られたように、西洋医学的な理論で、西洋薬の感覚で漢方薬を使用しても、効く場合も効かない場合もあり、漢方薬の効果を十分に引き出すことはできません。医学が発展途上の今日では、漢方薬は東洋医学理論に基づいて処方して初めて存分に効果を表すことができるのです。まして、西洋医薬と併用する場合には、西洋医薬によって効果を減弱されてしまう場合さえあるのですから、さらに一層慎重な検討が必要になります。

西洋医薬と漢方薬を併用した場合の問題点として、腸内細菌叢の変化は、ほんの一例であり、併用時のＰＨの変化や薬物代謝経路への影響など、まだまだ解決しなければならない問題が山積みです。漢方薬とある感冒薬一つの相互作用さえそうなのですから、漢方薬という治療手段を西洋医学理論で明快に理論化して使用するためには、気の遠くなるような困難が待ち構えています。だからといって、有益な漢方薬を使用しないで除外するとしたら愚かなことでしょう。そこで思考のスイッチを切り替えてやることで、とりあえず漢方薬は漢方薬なりの効果を期待できるわけですから、やは

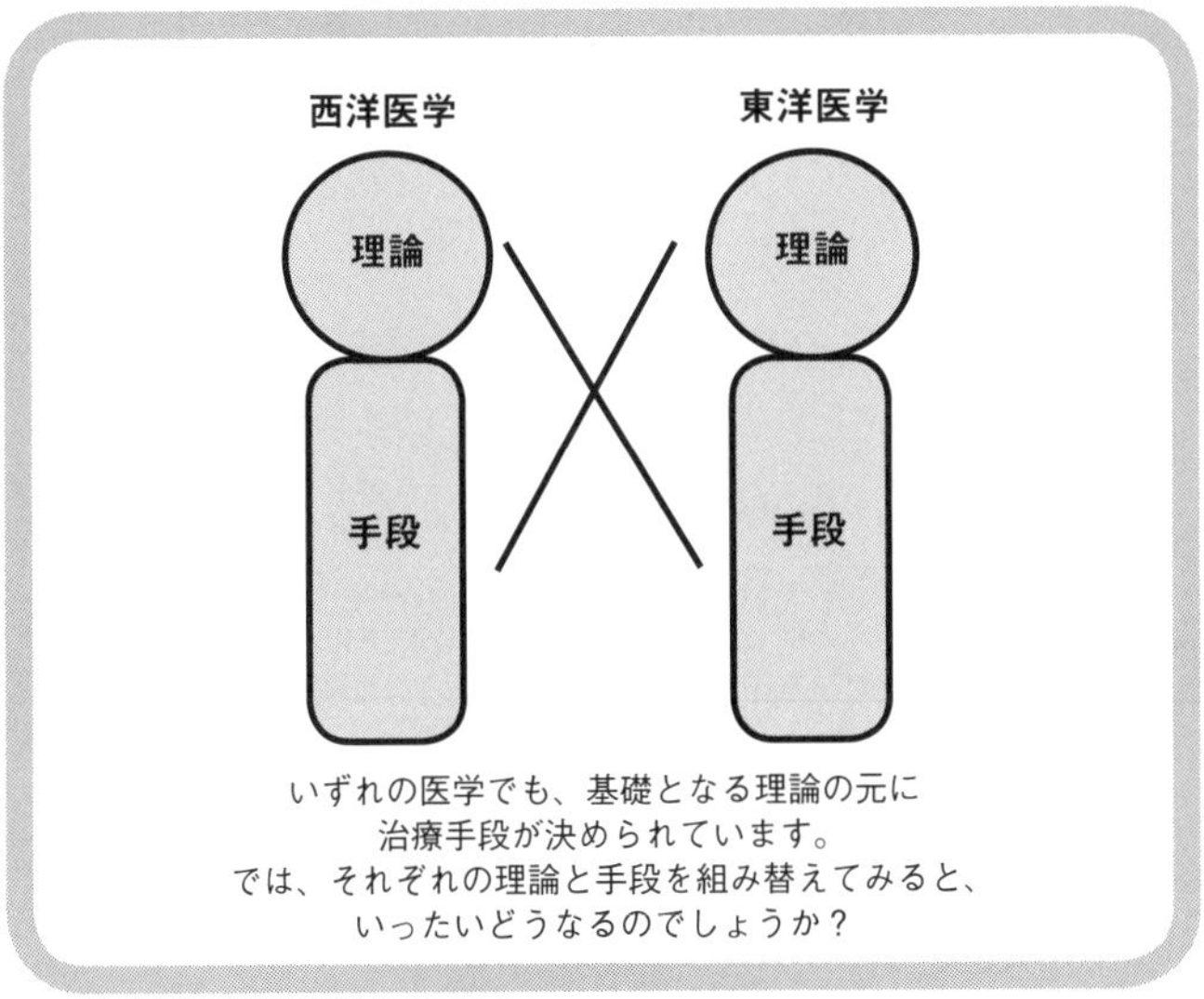
西洋医学
東洋医学
理論
理論
手段
手段
いずれの医学でも、基礎となる理論の元に
治療手段が決められています。
では、それぞれの理論と手段を組み替えてみると、
いったいどうなるのでしょうか？

図・東西両洋医学の理論と手段

り東洋医学理論を無視するわけにはいかないのです。

さて、ここまで、東洋医学的な治療手段を、西洋医学的な理論に基づいて利用する場合について考えてきました。しかし、ここで立場を代えてみましょう。

すなわち、西洋医学的な治療手段を東洋医学的に考えることはできないでしょうか。これもまた、ハイブリッド医療の一つの形でしょう。この種の研究は少なく極めて困難ではありますが、将来のハイブリッド医療の発展に向けて考えて見ましょう。

がんの治療薬を創造しようと、世界中が取り組んでいます。中国では今でも次々にがんに効くという漢方薬が創造されています。多くは抗がん作用のある薬草を見つけて、他の様々な薬草と組み合わせるという方法です。しかし、単に抗がん作用というだけなら、西洋医薬の中に既に作用の証明されたものが数多く存在するのです。しかも抗がん作用だけに限れば、新しく発見された薬草よりたいていは遥かに強力で、毒性なども試験済みです。従って、これを利用しない手はありません。

簡単にいいますと、抗がん剤は東洋医学理論では一種の**破血薬**（第3章を参照）として分類されます。ですから、漢方薬の中の破血薬の代わりにこの制がん剤を少量混ぜてやるという手法を取ってみてはどうかということになります。

先に述べたように、制がん作用だけを考えれば、制がん剤は他の一般的な破血薬よりはるかに強力ですから、ほんの少量用いれば十分でしょう。ごく少量ですから、西洋医薬の化学療法として使用する場合に比べれば、副作用も微々たるもので済むはずです。

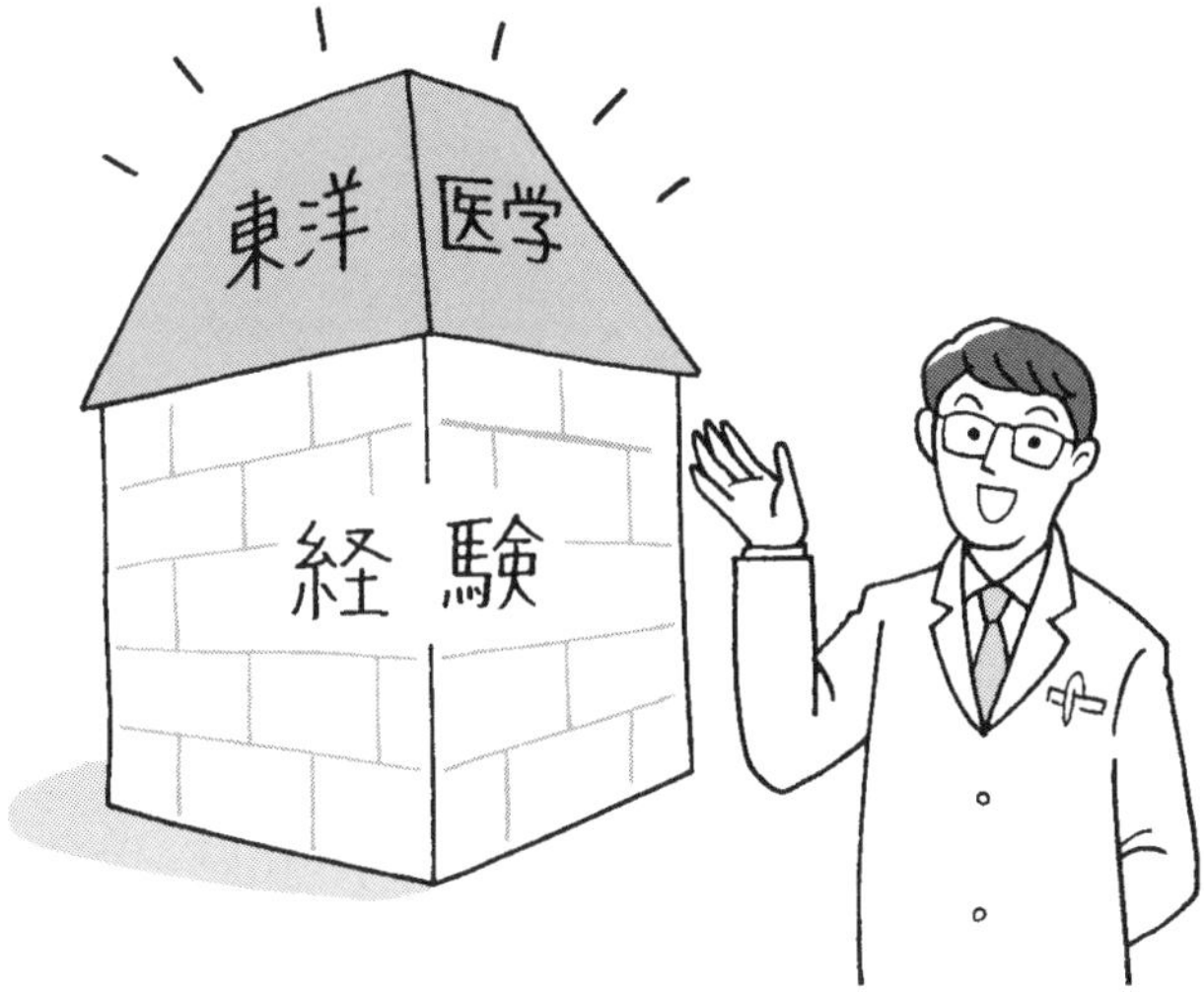

ただし、この場合にも、破血薬として使用する制がん剤が、同時に併用される漢方薬と相互に作用しあう可能性は否定できませんので、相当慎重に経過を観察する必要があります。

実は、この考え方に基づいて治療した結果が、第1章で述べた末期進行胃がんの患者さんの治療結果に結びついています。この例では、西洋医学単独治療の患者さんの平均寿命3ヶ月を、4ヶ月へ延ばすことができました。私のような凡医の成績ですから、もっと優秀な専門医に研究していただければ、さらに優れた結果が期待できるかもしれません。

ただ注意しなければならないのは、「東洋医学とはあくまで経験に基づく学問である」ということです。経験した事実を説明するのに都合よく組み立てられた理論であり、従って、理論から類推して治療行為の結果を予想しようとする際には、この点への充分な配慮が必要です。東洋医学の理論を妄信して全てこれで割り切ろうとすると、かなりゆがんだ医療になってしまう危険があります。この辺りのバランス感覚を忘れないようにしたいものです。

一言で東西医学をコーディネートするといってもなかなか一筋縄ではいきません。西洋医薬と漢方薬の併用は、どちらの理論に基づくにしても実際には、なかなか難しいものなのです。

ところが、あまり難しく考えなくても、東西医学を簡単にコーディネートする方法があるのです。それについては、第4章で詳しく説明いたします。

失敗から学ぶ東西両洋医学の違い

もうずいぶん昔のことですが、西洋医学と東洋医学の違いを、自分の身をもって思い知らされたことがあります。失敗談になりますので公にはしたくない話なのですが、両医学の違いを知っていただくには好例と思えますので、恥を忍んで打ち明けます。
言い訳になりますが、まだ私が本格的に鍼灸の勉強を始める以前の話です。私は外見と違い（と自分では信じています）、結構おっちょこちょいで、内心はかなり神経質です。

ある日、**ウイルス性肝炎**の患者さんの治療に使用した針を誤って自分に刺してしまいました。しかも予防ワクチンのないウイルスによる肝炎でしたので、その後しばらくは「自分に感染するのではないか」と心配な毎日が続きました。医学的には感染の可能性が極めて低いことは承知していましたが、自分のこととなると冷静ではいられません。特に若い頃はそういうものです。

そこで少しでも感染予防にならないかと、お灸をすることにしました。「肝炎の予防だから肝臓を強くすればよい」と考え、**肝経**という**経絡**（後述します）に灸をすることにしました。そこで、その経絡の上にある**太衝**というツボにせっせと灸を据えたのです。

ところがしばらくして、妙に頭が重く、しばしば頭痛がすることに気がつき始めました。それでも灸は据え続けていますと、ある日突然鼻血を流してしまいました。日頃、頭痛持ちというわけではないし、これまで風邪で高熱でも出さない限り、頭痛などしたことはありません。ましてや鼻血など子供の頃ならいざ知らず、成人してから一度も経験したことはありませんでした。

ここに至って、ようやく私はお灸との関係に思い至ったのです。驚いてお灸を中止

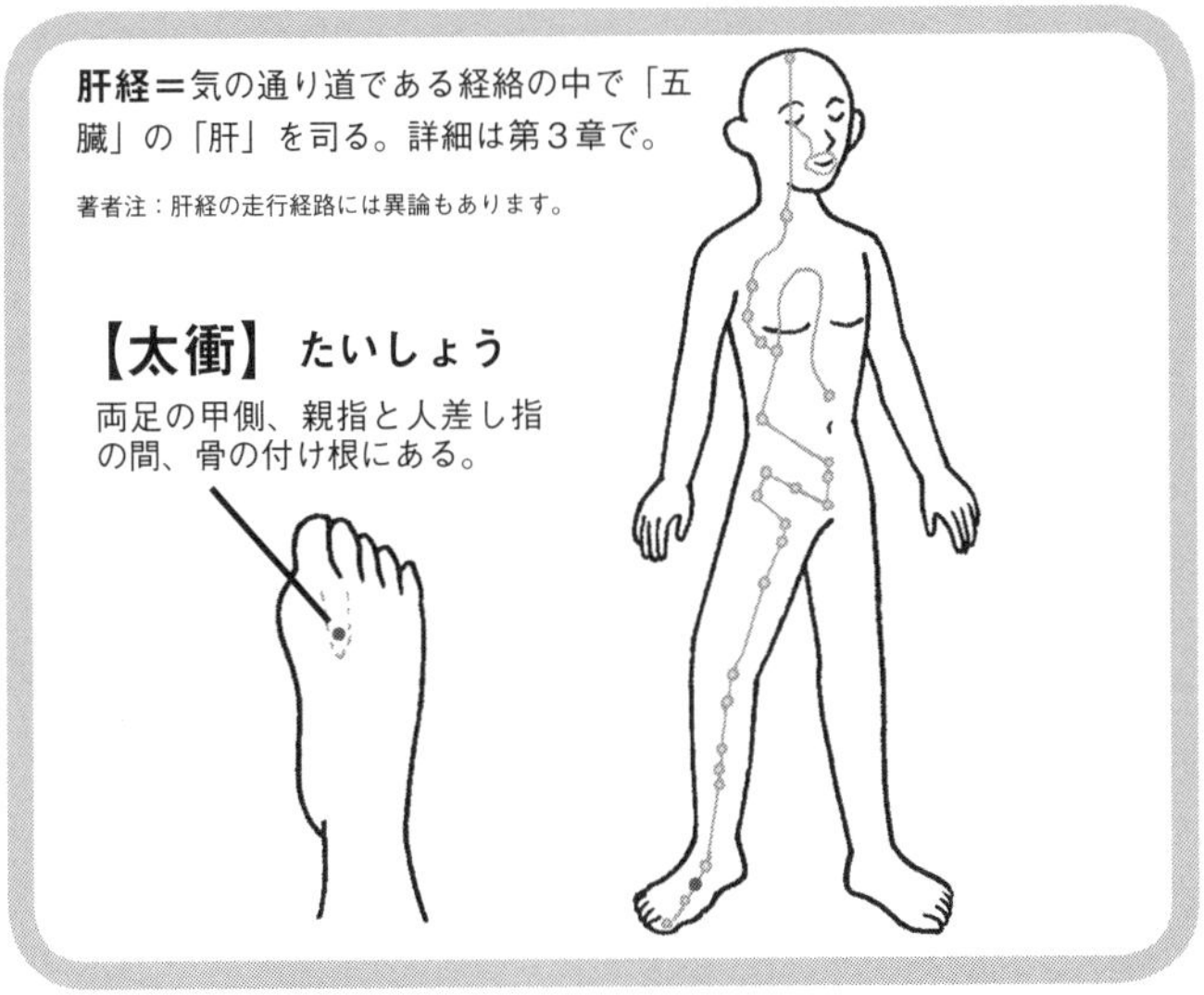

肝経＝気の通り道である経絡の中で「五臓」の「肝」を司る。詳細は第3章で。
著者注：肝経の走行経路には異論もあります。

しますと、それ以降、鼻血も頭痛もぴたっと止んでしまいました。

確かに、東洋医学の成書によれば、灸を据え続けていたときの私の症状は、肝の陰陽バランスが崩れて陽が過剰になった〝**肝火上炎**〟と呼ばれる症状にぴったりと当てはまるのです。西洋医学で合理的に説明するのはほとんど不可能です。これは、西洋医学での〝**肝臓**〟と、東洋医学でいう〝**肝**〟とを同一視したことによる浅はかな失敗でした。

しかし、文字通り自分の身体を張った貴重な経験は、実に多くのことを私に教えてくれました。「東洋医学の理論を荒唐無稽の虚言として片付けることができないこと」「同じ用語を用いていても、東洋医学用語と西洋医学用語とは異なっていること」「たった一つのツボ刺激でも、これだけ大きな変化を身体に及ぼしうること」「間違ったツボ刺激ではかえって有害であること」…………。

中国における三皇の一人で医薬の神である〝**神農**〟は、山野の薬草を自ら口にして、その薬効を確認したと言い伝えられています。図らずも、私は〝神農〟様の真似をしたことになるのだと、今では自分を慰めることにしています。

第3章

東洋医学入門
——そしてハイブリッド医療へ

東洋医学の三つの概念

東洋医学について、ここに詳しい説明を試みるつもりはありません。詳しい説明に費やす紙面はありませんし、また東洋医学の優れた紹介書や詳しい解説書はほかにたくさん刊行されていますから、ここではハイブリッド医療を理解していただくのに最低限必要な内容だけを取り上げることにします。

東洋医学には独特の考え方、概念が存在します。その中でも特に特徴的な三つの概念があります。**〝陰陽〟**、**〝気血水（津液）〟**、**〝経絡〟**の三つです。これらは東洋医療を受ける際の診断にも治療にも応用される極めて大切な概念です。

漢方医学といおうが、伝統医学と呼ぼうが、これら三つの概念は共通しており、他方、西洋医学には認められないものです。ですから、〝陰陽〟、〝気血水（津液）〟、〝経絡〟を理解することは東洋医学を理解するための第一歩なのです。

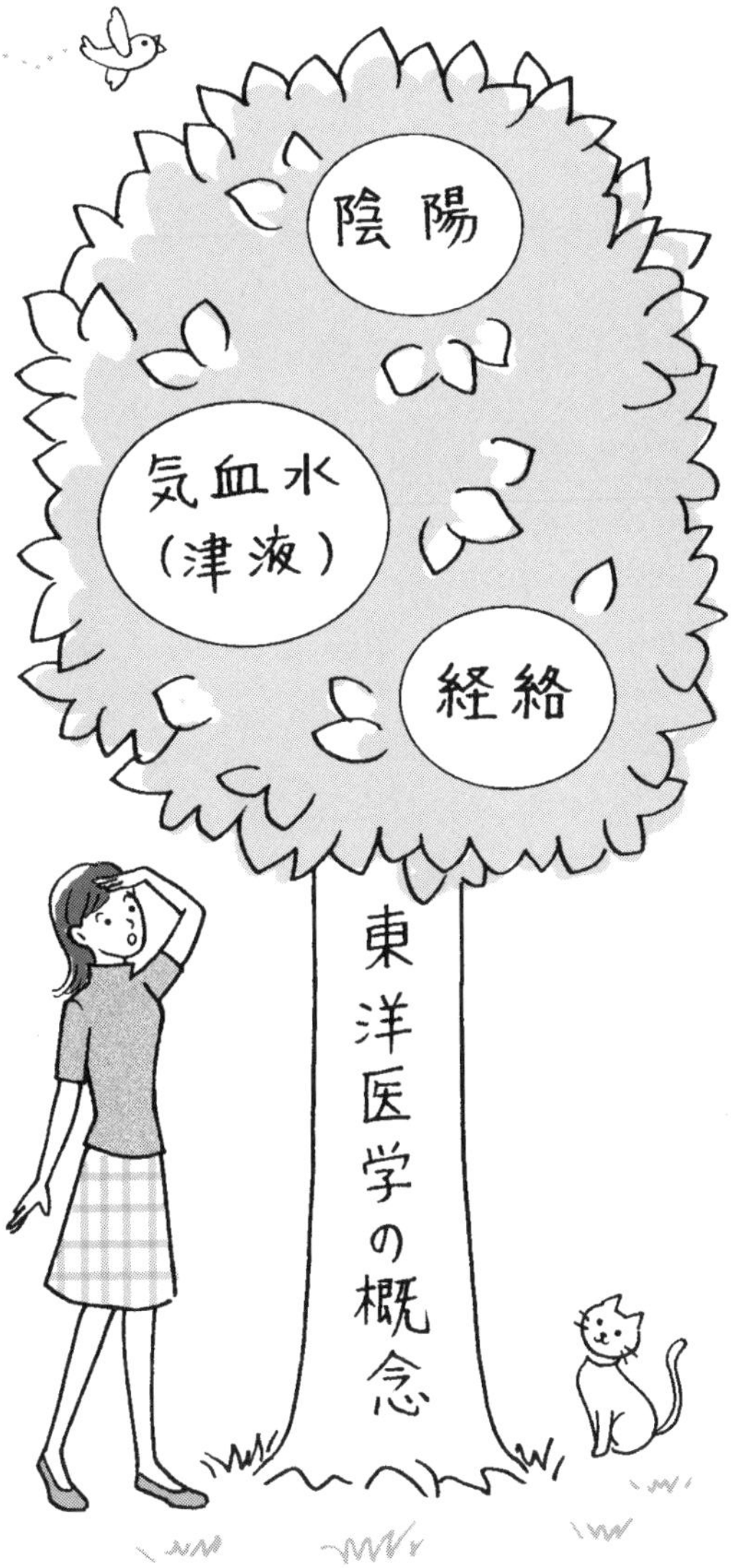

〝陰陽〟とは相対的バランス理論のこと

まず〝陰陽〟です。

東洋医学では、宇宙の全ての事象、概念を〝陰と陽〟という対立する二つに分けて認識するのが基本になっています。そして陰と陽とは相対的なものであって絶対的なものではありません……というと分かりにくいのですが、意外に簡単なことをいっているのです。

温度を例にとると、〝暑い（熱い）と寒い（冷たい）〟の二つに分けられますね。明度の場合は〝明るいと暗い〟です。重量だと〝重いと軽い〟ですね。それぞれ反対語を考えればいいわけで、ほかにも、〝速いと遅い〟、〝夏と冬〟、〝男と女〟などのように、二つに分けて考えるのが〝陰陽説〟の認識法です。

陰陽説というと難しそうですが、このように具体的に例を挙げてみれば、要は常識的な相対理論に過ぎません。
陰陽の分類は一般的に、活動的、能動的、促進的なほうが陽で、消極的、抑制的なほうが陰になります。例えば、熱い、明るい、軽い、速い、夏、男がそれぞれ陽に属し、反対に冷たい、暗い、重い、遅い、冬、女は陰に属すとされます。しかし、あくまでもこれは一般論ですから、そんなものなのだと思っていただければ結構です。我が家を振り返ってみれば、男が陽で女が陰とする説には、私でも反論したくなります。

さて今、温度を例にとると、一口に〝熱い〟、〝冷たい〟といっても、その境はどこにあるのでしょう。お風呂に入ろうとするときは、お湯が45度もあれば大抵の人が熱いというでしょう。しかし、お茶を飲むときなら45度では少しも熱くありません。むしろ冷えたお茶と感じるでしょう。また、同じ40度のお風呂に飛び込んだときでも、外の寒気にさらされた直後の身体なら熱いと感じるでしょうし、サウナでさんざん身体を蒸した直後なら冷たいと感じるはずです。また、「40度のお風呂は熱い」と思っても、「50度のお風呂はもっと熱い」ので、「50度のお風呂に比べれば冷たい」ということもいえます。

つまり、あくまでも〝熱い〟〝冷たい〟とは絶対的なものではなく、状況に応じた相対的なものです。「陰と陽とは相対的なもので絶対的なものではない」とはこういうことをいっているのです。

そして大切なことは、健常な状態ではこの陰陽がバランスをとっているという認識です。陰と陽のバランスが崩れた状態は病的状態と考えられています。陰陽説などというとしかつめらしく聞こえますが、このバランス理論は、現代の私たちにも納得できるものがあると思います。私たちの社会でも男女の数はほぼ同数で均衡状態にあるのが健全なのであり、極端に男性が多かったり、逆に女性が多かったりする社会は不健全です。社会学的には異常で病的状態ということになります。

表・陰陽説の例

	陽	陰
性別	男	女
温度	暑い（熱い）	寒い（冷たい）
明度	明るい	暗い
重量	軽い	重い
速度	速い	遅い
季節	夏	冬
湿度	乾燥	湿潤
機能	亢進	衰退
状況	動	静
高度	高い	低い
天気	晴れ	雨
密度	希薄	緻密

現代医学でも、バランス理論は多くの事象の説明に用いられています。例えば、交感神経と副交換神経から成る自律神経を例にとって考えて見ましょう。

自律神経は身体の多くの臓器に分布して、その臓器の働きを促進したり抑制したりしてお互いに拮抗し合い、バランスをとっています。大雑把にいえば、交感神経系というのは闘争や怒りのような興奮状態で活発になる神経系で、その終末神経末端からは**ノルアドレナリン**という化学物質が分泌されます。他方、副交感神経系はその逆に安静・安寧時に活発になり、神経末端からは**アセチルコリン**という物質が分泌されます。興奮状態では交感神経が、安静時には副交感神経が活発になることで、臓器の機能はバランスがとられているのです。

いくつか例を挙げてみましょう。

心臓の自律神経は、怒ったときのような興奮時には交感神経が活発になるため脈拍が速くなり、安静時には副交換神経が活発になるため脈拍は遅くなります。

胃腸にも自律神経が分布しています。胃腸の運動は交感神経が活発になると抑制され、逆に副交感神経が活発になると促進されます。子供の頃の学芸会やピアノの発表会を思い出してみてください。お昼近くなっても自分の出番が近づいて来れば空腹なんて感じなくなります。自分の出番が終わってほっと一息ついたとたん、グーっとお腹が鳴って、お弁当をまだ食べていなかったことを思い出した、なんていう経験がありませんか。これは、交感神経の緊張が解けて副交換神経が活発になり、胃腸が動き出したからです。

末梢血管にも自律神経が分布し血管を広げたり縮めたりしています。血圧はこうして調節されているのです。私たちが横になったり、立ち上がったり、走ったり、転がったりしたとき、意識しなくても交感神経と副交換神経がバランスをとって、その都度最適な血圧になるように調節しているのです。

血液中の血糖は、**グルカゴン**というホルモンやGHと呼ばれる成長ホルモン等の影響で上昇し、他方**インスリン**というホルモンで低下します。食後には腸管から多量のブドウ糖が吸収されてくるのですが、インスリンの働きで極端に血糖値が上昇しないように調節されます。また数日間絶食を続けた飢餓状態にあっても、今度はグルカゴンなどが働いて組織から糖が放出され、血糖値が下がり過ぎないように調節されます。このようにホルモンがバランスよく働くことで血糖値をほぼ一定に保っているのです。

〝陰陽〟と聞くと思わず身を引きたくなりますが、こう考えれば、バランス理論が少しも荒唐無稽の理論ではないことが、何となく理解していただけることと思います。

東洋医学の栄養学 〝食養〟

東洋医学では医師に上中下の区別があり、**未病**を治すのが**上医**という最高の名医なのだという考えがあります。未病とは読んで字の如くまだ病気になっていない、ということですから今で言う予防医学に繋がる考え方です。本当の病気にならないように、日頃から未然に防ごうというのですから最近話題になっている生活習慣病への対策として大いに参考になります。

生活習慣病の概念が提唱されて、運動や食生活への関心が高まっていますが、一般にいわれる栄養学は本当に私たち日本人の未病を治すのに役立っているのでしょうか。私たちの子供時代は卵と牛乳が最高の栄養食で、これさえ摂っていれば病気にならないといわんばかりに推奨されたものでした。ところが最近ではコレステロールが多いとして、卵を親の敵の如くに忌み嫌う先生までいる始末です。数十年前までは肝臓病で入院した人は脂肪を制限されて、味気ないぱさぱさの治療食を提供されたものでした。現在ではそんな病院はありません。このように、現代栄養学では、従来の常識がいつの間にやら非常識になることがあります。もちろん、科学の進歩につれて栄養学も進歩するのですから、それ自体非難には当たりません。

ただ、ここに長い歴史と経験とに支えられた、変わることのないもう一つの栄養学が存在することを知っていただきたいのです。栄養学といえるかどうか分かりませんが、現代栄養学とは全く別の切り口から眺めた東洋医学的な栄養学ともいえる考え方があるのです。それは既に述べた、陰陽のバランスを考慮した栄養学で、〝**食養**〟と呼ばれます。

例を挙げましょう。熱い地方で生育する植物は、周囲の熱の中で自分の体内の寒熱バランスを保つために自身の体内で熱を冷ます、いわば冷却装置のような物質や機構をもっているはずです。「熱い地方で採れる」を「夏に採れる」、と言い換えても同じです。ですから、トマトやきゅうりにはこのような冷却装置に相当するものがたくさん含まれるため、寒冷食品すなわち身体を冷やす食品なのです。元々冷え性の人がトマトやきゅうりをたくさん食べ過ぎると体調を崩すのは、東洋医学的にはこの理由からです。まして、本来夏に食べるべきトマトやきゅうりを冬食べることがどんな意味を持つか、ここまで読んでこられた読者にはお分かりでしょう。住んでいる地で採れた旬の作物を摂ることとは、食養の第一歩です。

他にも例を挙げてみます。魚を食べる場合には、切り身ではなく、なるべく一匹を丸ごと摂取するように心がけます。なぜなら、陰陽バランスを考えたとき、頭は陽で尾が陰だからです。陽も陰もバランスよく摂取しましょうということです。「えっ、じゃあ、豚肉を食べる時には一頭丸ごと食べろというのかね」なんて屁理屈はなしですよ。大根や人参は葉も食べましょう。畑で地上に出ていた葉が陽で、地中にあった根の部分は陰だからです。薬膳料理といわれるものも、こうした理論に基づいて考えられたものです。

表・温の野菜、冷の野菜（例）

温の野菜	冷の野菜
にんじん	トマト
かぼちゃ	きゅうり
たまねぎ	レタス
かぶ	ナス
らっきょう	たけのこ
しょうが	キャベツ
しそ	みょうが
にんにく	ほうれんそう
にら	にがうり
ふき	もやし

食養には理屈をこねれば矛盾点も多々ありますが、このような陰陽バランスを常に意識することは、別段現代栄養学と矛盾もせず、両立し得る考え方であり、両者のコーディネートは困難ではありません。

東洋医学の最大の特徴〝気〟と〝経絡〟

このように、〝陰陽〟は東洋医学で極めて大切な基礎理論ではありますが、その中身をよく見ると、現代医学の中にも、また私たちの日常生活の中にも、知らず知らずのうちに取り入れられ、受け入れられている概念だということがお分かりいただけたと思います。

ところが残る〝気血水（津液）〟、〝経絡〟についてはそうはいきません。それでも〝気血水（津液）〟のうちの血と水（津液）はまだ何となく理解できます。

厳密には違うのですが、〝**血**〟は西洋医学の血液と似たところがあります。しかし、まったく同じというわけにはいかず、〝血〟の作られ方も働きも血液と同じではありません。例えば、腫塊（できもの）は東洋医学では〝血〟が固まったものと考えられ

表・東洋医学における“気血水（津液）”

気
西洋医学には存在しない概念。「生命エネルギー」と訳される。目には見えない。次項で詳述。
血
厳密には違うが、本書の中では西洋医学の「血液」とほぼ同じとイメージして大きな問題はない。
水（津液）
厳密には違うが、本書の中では西洋医学の「体液」とほぼ同じとイメージして大きな問題はない。

る場合が多く、これを治療するのに、固まった〝血〟を溶きほぐす働き（破血作用）のある漢方薬（これを破血薬と呼びます）が使用されます。

〝**水（津液）**〟は西洋医学の体液一般と考えて、当たらずしも遠からずという気がしますが、〝水（津液）〟を適度に調節し尿量を整える利水薬は、やはり西洋医薬でいう利尿薬とは異なります。ですから、〝血〟を血液、〝水（津液）〟を体液などというと、東洋医学の大家からは非難されるかもしれませんが、今この本の内容を理解していただく目的なら、その程度の理解で事足ります。

ただし、〝**気**〟はそういうわけには行きません。西洋医学的には全く理解不能で認めがたいという意味において、〝気〟は、あとでお話しする〝**経絡**〟とともに、東洋医学の最大の特徴であると考えられます。この二つの概念は、東洋医学にあって西洋医学にない概念です。西洋医学にはない概念ですから、私たち西洋医学を学んだ医師にとっては最もとっつきにくく、「これがあるからこそ東洋医学を信用できない」と嫌悪する医師が少なくないのもやむをえないことです。私自身、当初はこの理論に馴染めなかったので、その気持ちはよく分かります。

しかし、この二つの概念は東洋医学の最大の特徴ですから、これらを否定してしまうと東洋医学そのものを否定してしまいかねません。ですが、先に述べたように、東洋医学を併用した治療で、劇的な効果が見られる事実があるのですから、この事実を検証するためには、まずいったん、〝気〟と〝経絡〟という東洋医学独特の概念も認めてかからないと、先へ進めないことになります。

〝気〟とは何でしょう

さて、〝気〟とは何でしょうか。

日本語には天気、気分、勇気、元気、など気の付く言葉がたくさんあります。〝気〟は英語では〝vital energy（生命エネルギー）〟と訳されるのだそうです。すなわち、一種のエネルギーなのです。

東洋医学では〝気〟が人の全身を巡行していると考えます。〝気〟と同様に、〝血〟と〝水（津液）〟も体中を巡っており、〝気〟と〝血〟と〝水（津液）〟は東洋医学的な生理学での最も重要な三要素です。〝血〟と〝水〟も西洋医学でいう血や体液とは無論同じではありませんが、とりあえず西洋医学での血や体液と置き換えても、全く異なるということはないようです。そのせいか感覚的に掴みやすいものがあります。

ところが、〝気〟に関してはこれに相当する現代医学用語がありません。現代医学の教科書をめくっても、〝vital energy（生命エネルギー）〟という言葉はまず出てこないはずです。

西洋医学では人の死の定義を巡って論争が続き、今なお意見の一致が見られないようですが、東洋医学では実に明快に死を定義することができます。東方医学会の谷美智士博士の言葉を借りれば、「〝気〟が全身を巡らなくなった状態」……これが死なのです。

現代の医学界では臓器移植が盛んに行われ、SFの世界では人造人間が活躍しています。では、心臓、肺、肝臓、腎臓と次々に新しい臓器移植が進み、やがてはあちこちから全ての臓器を繋ぎ合わせたら、一人の新しい人間ができ上がるのでしょうか。いやいや、どんなに新しい臓器を繋ぎ合わせても、人造人間は作れないと思います。

人に似せた精巧なロボットを作っても、ロボットが動くには何らかの動力が必要です。例えば、電気とか、ぜんまいなどがそれに当たります。人造人間を動かすためにも動力は必要でしょう。ただ臓器を繋ぎ合わせても、これらを動かすエネルギーがありません。もうお分かりですね。そのエネルギーこそが〝気〟なのです。

私たちは、体内にモーターを備えているわけではなく、ぜんまいが仕掛けられているわけでもありません。

私たちはこの〝気〟をまず父母からもらっています。この父母から授かった〝気〟を〝先天の気〟といいます。

そして、生命活動を始め、生まれ落ちてからは地上にあるエネルギーを積極的に自身の体内に取り入れて、自身の生命活動のエネルギーにします。地上のエネルギーは食物と大気の中にあると考えます。口から飲食として水穀の気（食物から摂取したエネルギー）を、また大気の気（空気として取り入れるエネルギー）を肺から取り入れて、これらをあわせて〝後天の気〟として生命活動のエネルギーにするのです。こうして体内に取り込まれた〝気〟は一定の速さで全身を巡っています。〝気〟こそが生命活動の根源なのです。

元気の出るクスリをください

医者をしていると患者さんから「先生、何か元気の出る注射をしてください」と頼まれることがあります。夏場など、健康な人でも暑さにやられて気だるくなることがあります。また、仕事に追われて多忙な日々が続き、自分でも疲れているのを自覚しながらそれでも休めないことがあります。肉体だけでなく多様な精神的ストレスにさらされながら生きているのが都会人の大多数でもあります。「最近すっかり疲れてしまって……。元気の出るクスリを処方してください」という患者さんの気持ちはよく分かります。

ところが、残念ながら、元気が出るクスリも、注射も、西洋医学には存在しません。元気が出るクスリへの需要が多いからこそ、「元気はつらつ＊＊＊」、とか「ファイト

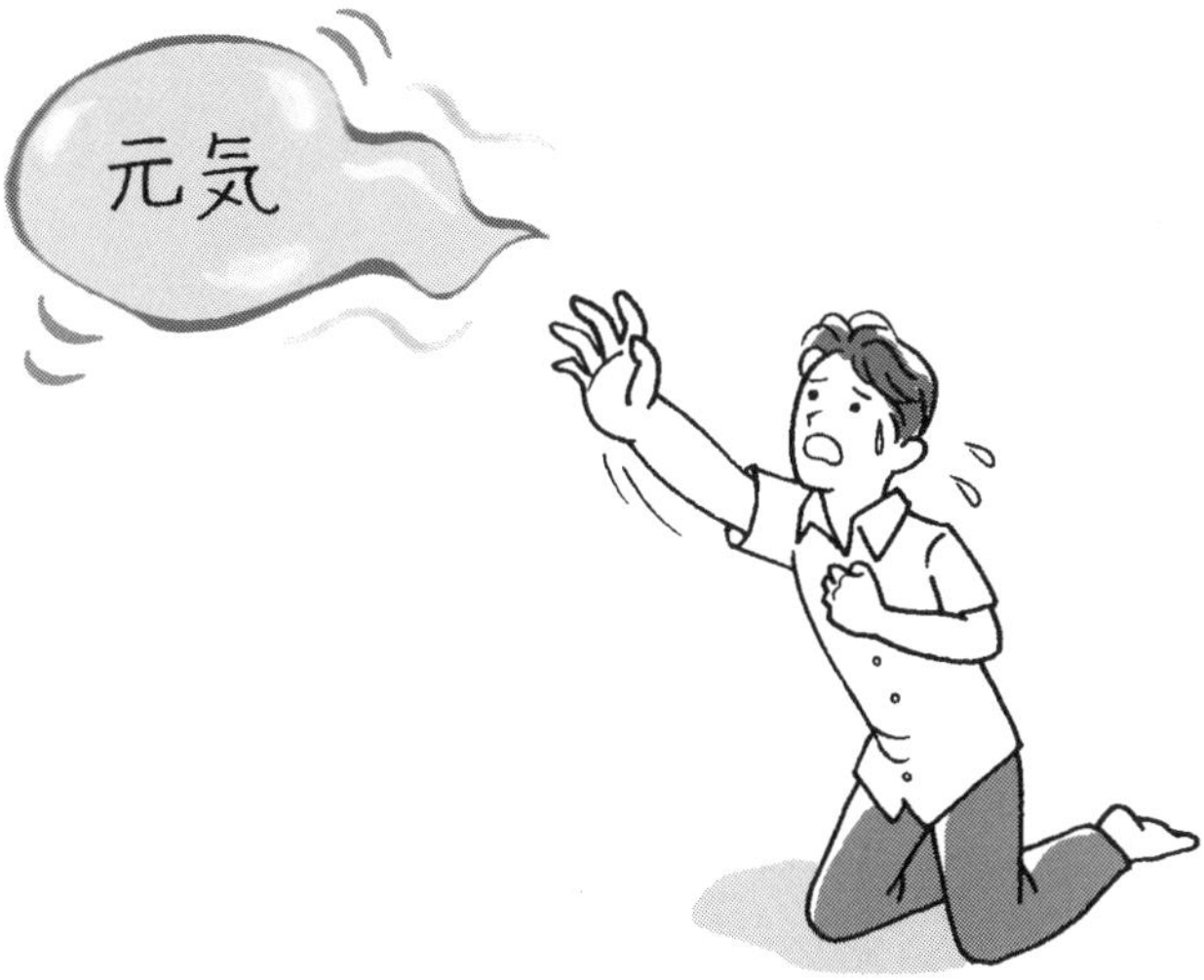

一発＊＊＊」などといったCMで一部の清涼飲料水がよく売れているのでしょう。でも、その商品のラベルには「医薬部外品」とちゃんと記載されているはずです。つまり、クスリとは呼べない。言い換えれば「効果は保障しません」というのと同じようなものです。

成分内容を見るとビタミン剤、アミノ酸が主成分ですからいわば栄養剤で、それなら牛乳や野菜ジュースのほうがよほど理にかなっていそうです。大抵はこれに覚醒作用のあるカフェインが少量入っていて、その為に元気が出たような気がするのでしょう。精神的な暗示もあるのかも知れません。

その一方で、元気とは東洋医学でいう〝気〟に通じる概念ですから、漢方薬には元気を出すクスリが存在するのです。ただし、栄養剤やお茶ではありませんから、誰も彼もが同じ漢方薬で同じように元気が出るというわけにはいきません。元々体力がない人が猛暑に当てられ食欲がなくなった場合などにはよく**清暑益気湯**という漢方薬が用いられ、産後や大手術後の体力回復などを目標に**養栄人参湯**という漢方薬などが用いられますが、これらはクスリですから、正しい（東洋医学的）診断の上で処方されないと思いがけない副作用を招きかねないのです。

〝経絡〟とは何でしょう

読者の方々はすでに、生きとし生けるものの生命活動の根源が〝気〟であるという考えについて理解していただけたことと思います。そして、この気の流れる道筋、通り道こそが〝**経絡**〟なのです。東洋医学では、人や動物の体内には気の流れる道筋、通り道である経絡があると考えています。

昔から、この経絡の存在を証明しようとして、多くの学者が挑んできました。かつて、朝鮮半島の学者が経絡を見つけたと報道され、「金学説」として話題になりました。しかし、残念ながら、その後、誰も金学説を証明することができなかったのです。

どうやら、経絡とは、神経や血管のように解剖によって取り出して証明できるようなものではないようです。経絡の存在を主張する人たちも、今では、経絡を解剖学的な組織や器官としてではなく、機能的な連関として捉えようとしているようです。

話を戻しますと、エネルギーである〝気〟の通り道が〝経絡〟で、この経絡の上にいわゆる**ツボ**（経穴）があります。そうです、針灸やマッサージ、指圧のときに出てくるあのツボです。ツボには大きく分けて二種類があり、経絡の上にあるツボを〝**経穴**〟、経絡の上にないツボを〝奇穴〟といいますが、ここでは経絡の話をしているので、〝ツボ＝経穴〟ということで話を進めます。

経絡とツボの関係は、よく線路と駅の関係にたとえられます。もちろん、線路が経絡で駅がツボです。電車に乗るのは駅からですから、実際に経絡を使った治療をするときは、ツボを使用することになります。例えば指圧でツボを刺激するのは、そのツボを通る経絡を刺激し、気の流れを活発にしているわけです。

昔、有名な指圧師が「押せば命の泉湧く。わっはっは……」と、宣伝していましたが、気の流れが活発になるということはエネルギーが活性化されるわけですから、確かに、元気が湧き出ることにもなるのでしょう。

図・全身のツボと経絡

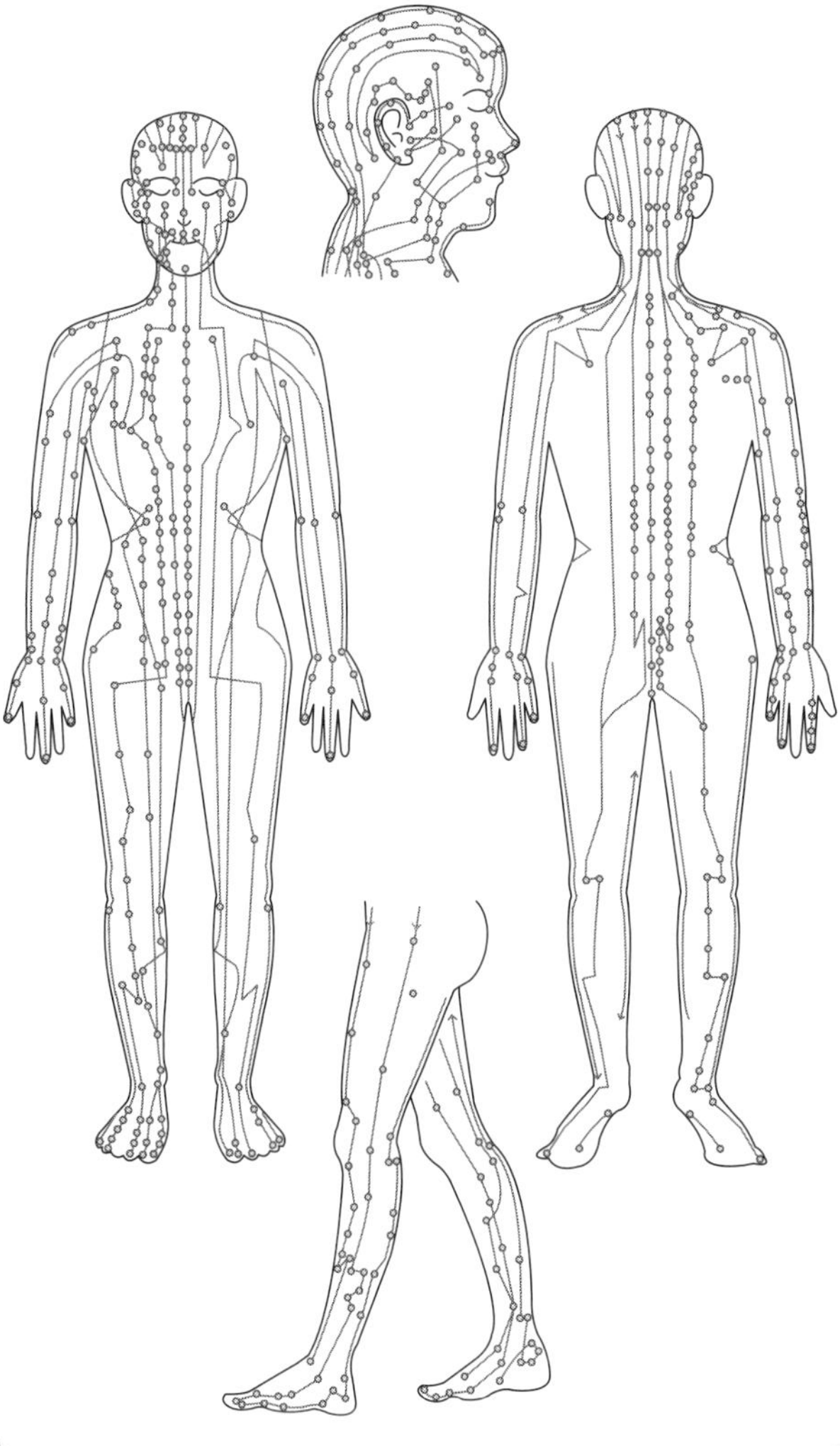

症例5「経絡の存在を知っていれば」

　最近でこそ、胆嚢の摘出術は開腹せずに腹腔鏡を使って行われることが多くなりましたが、以前はみぞおちを縦に切開したり、右の上腹部を斜めに切開して手術が行われていました。その頃より私には疑問に思っていたことがあります。縦の切開はともかく、斜めに切開した場合には、経絡を切断することになりはしまいかと危惧していたのです。

　経絡は一般的には身体を縦に走行しています（これも大雑把な言い方で、専門家からは非難されそうな表現であることは承知しています）から、身体を横断するような切開では経絡を切断してしまう危険はないのでしょうか。胆嚢の手術のみならず、身体にメスを入れる場合には常にこの心配がつきまといます。西洋医学では、経絡の存在そのものを認めていませんから、私のような心配は杞憂に過ぎぬと笑い飛ばされがちです。しかし、東洋医学、そしてハイブリッド医療の立場から見れば、決しておろそかにはできない問題です。

手術は成功したのに、手術後からかえって体調不良に悩んでいるという人をよく見かけます。担当した外科医に訴えても、外科では「手術は成功しており、どこにも異常がない」といわれて途方にくれている、という例は決して少なくありません。そういう方々の中にはひょっとしたら、経絡の不用意な切断が、不調の原因になっている可能性は考えられないでしょうか。

私の心配を具体化したような症例を一例ご紹介しましょう。

その方は67歳の男性です。６年前に私が勤務する病院を受診したときには身長が169㎝、体重が74㎏でした。進行胃噴門部がんと診断され、左開胸・開腹で切開され、下部食道と胃の全部を摘出されました。手術自体は成功し、術後６年経った現在まで再発はなく、胃がんは治癒したと判断されました。

ところが手術してから腹部の張りや鈍痛に悩まされ、病院から縁が切れません。ガスが溜まったような鈍い痛みが腹部の左側に続き、つらくて仕方がないというのです。張ったようなしこりができて、しかもしこりの場所が移動するといいます。食欲は普通にありますし、検査をしても何も異常が見つかりません。体重は65kgに減ってしまいました。

とうとう精神科へ紹介され、向精神薬を処方されていますが、それでも症状は軽快しません。西洋医学では精神科の疾患とみなされてしまいましたが、東洋医学的には気が通じなくなって生じる典型的な症状です。手術後から始まっていますから、手術と関係があると考えるのが素直でしょう。

この方の同意を得てお腹の写真を撮らせてもらいました。ここまでこの本を読んでこられた読者の皆さんは、どのように思われますか。これからは東洋医学的な理論に基づいて治療してみようと考えているところです。

もちろん、この方の場合は、胃がんの治療上やむをえない手術ですし、体調不良が

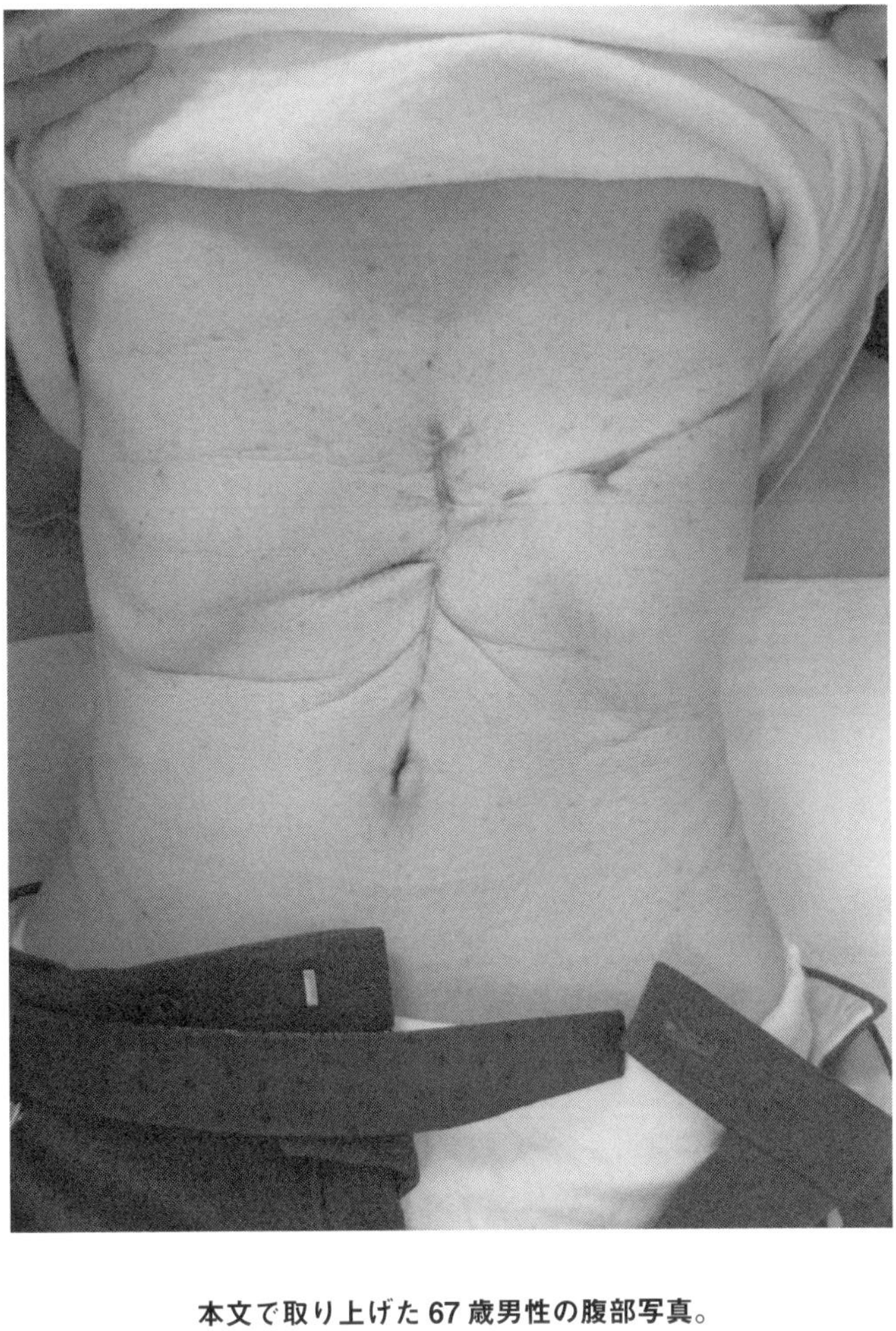

本文で取り上げた67歳男性の腹部写真。

経絡の切断によるという証拠はありません。ですが、経絡理論に従って考えた場合、腹部の手術はどこをどのように切開しても同じというわけにはいきませんし、身体に不用意に傷をつけること自体、厳に慎まなければなりません。

最近では男女を問わず、高校生や中学生にまで耳にピアスをつけることが抵抗なく行われています。しかし、耳には全身の臓器と関連するツボが多数知られています（図）。

更にはおへそにピアスをしている若者さえ見かけますが、おへそには神闕《しんけつ》という有名なツボがあるのです。重要な臓器に関連したツボに穴を開けてしまう行為が、将来その人の健康にどのような悪影響を及ぼすかを思うとき、思わず目を背けたくなります。

耳ツボ図

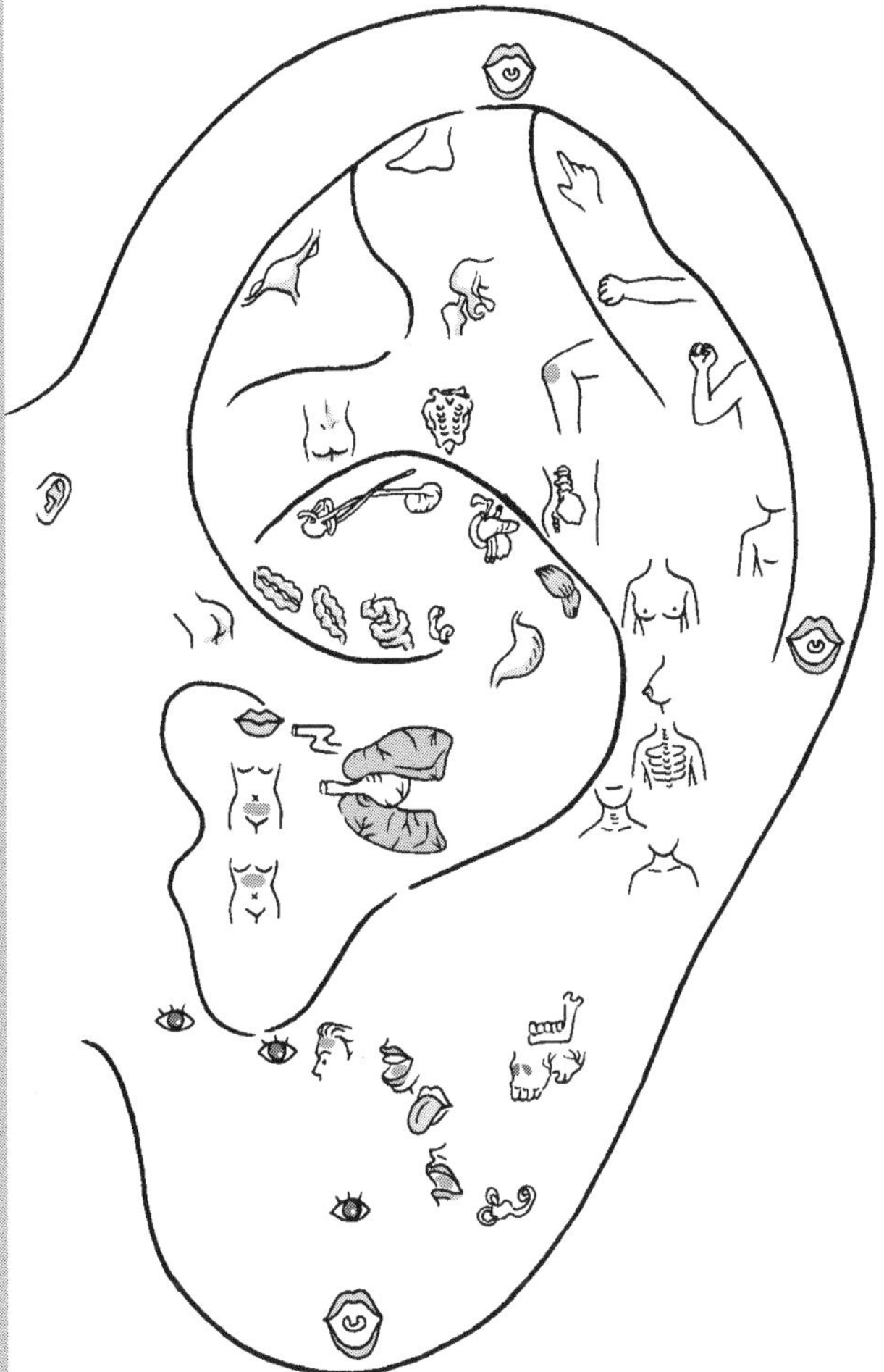

耳にあるツボの位置と臓器のイラストがそれぞれ対応しています。
一見耳とは全く関係ない臓器が数多くあることに驚かされます。

東洋医学の疾病理論

さて、〝気〟と〝経絡〟の存在を前提にして、もう少し東洋医学の理論を説明させてください。

東洋医学では、宇宙の全ての事象、概念を〝陰と陽〟という対立する二つに分けて認識するのが基本になっています。健常な状態ではこの陰陽のバランスが取れており、陰陽のバランスが崩れた状態が病的状態であることは、先に〝陰陽説〟としてご説明いたしました。したがって医療にもこの理論を当てはめて考えるのですが、実際の病気の治療にあたっては、病態を〝**表と裏**〟、〝**寒と熱**〟、〝**虚と実**〟、そして〝**陰と陽**〟に分類することから始まります。ですから、これらについてもう少し詳しく見てみましょう。といっても、詳しく説明すればするほど、かえって複雑で難しくなってしまいますから、ここではできるだけ簡略化した説明にとどめます。

東洋医学では、病気に冒されるのは、ちょうど戦争で敵に領土を侵される状況と同じように考えています。敵は**病邪**であり、味方の防衛軍が**正気（抗病力）**です。ヒトの世と同じように、敵である病邪と防衛軍である正気との戦いがあり、敵に負けた状態が病気なのです。

〝表と裏〟とは、病気の場所、すなわち病邪と防衛軍である正気とがどこで戦っているかを分類する概念です。図に示すように、多くの病邪は外界からヒトの身体の中に侵入しようとして、ヒトの持つ抗病力と戦うことになります。その戦闘の場が体表に近い部分（表）なのかそれとも病邪がかなり侵攻してきて身体の内部（裏）で戦っているのか、を表すのが表裏なのです。ヒトの身体をちくわの輪切りのように考えると、ちくわの外側の焼けた皮に当たるのが表で、中の空洞になった部分が裏と考えればよいでしょう。そしてその中間は半表半裏と呼ばれます。

〝寒と熱〟というのは、病邪の性質を表します。寒い性質の病邪は寒邪で暑い性質の病邪は熱邪です。といっても、分かりにくいですよね。簡単な例では、夏の炎天下で仕事をしていて体調を崩すのは暑さ即ち熱邪による病気です。反対に、冬、寒風に晒されて体調を崩せば寒邪による仕業だと考えるわけです。風邪にかかった場合でも、高熱を発して赤い顔で唸るような風邪の病邪は熱性で、顔面を蒼白にしてがたがた震えるような風邪の場合は寒性である、として区別します。

〝虚と実〟とは、本来過不足の表現であり、虚とは不足した空虚な状態を、実とは過剰な状態を言います。この概念を感冒のように外界から病邪が侵入する場合に応用すると、病邪と抗病力との戦闘の激しさを表すことになります。ヒトの社会での戦争を想起してみてください。敵も味方も戦闘能力が高く士気が高ければ、その戦争は激しいものになるでしょう。一方、敵も味方も戦闘能力・士気ともに低い場合、戦闘は局地的・散発的で、激しい戦闘にならない代わりにいつ果てるともなくだらだらと続くことになりがちです。戦闘の激しい場合が〝実〟であり、だらだらとした戦いを〝虚〟

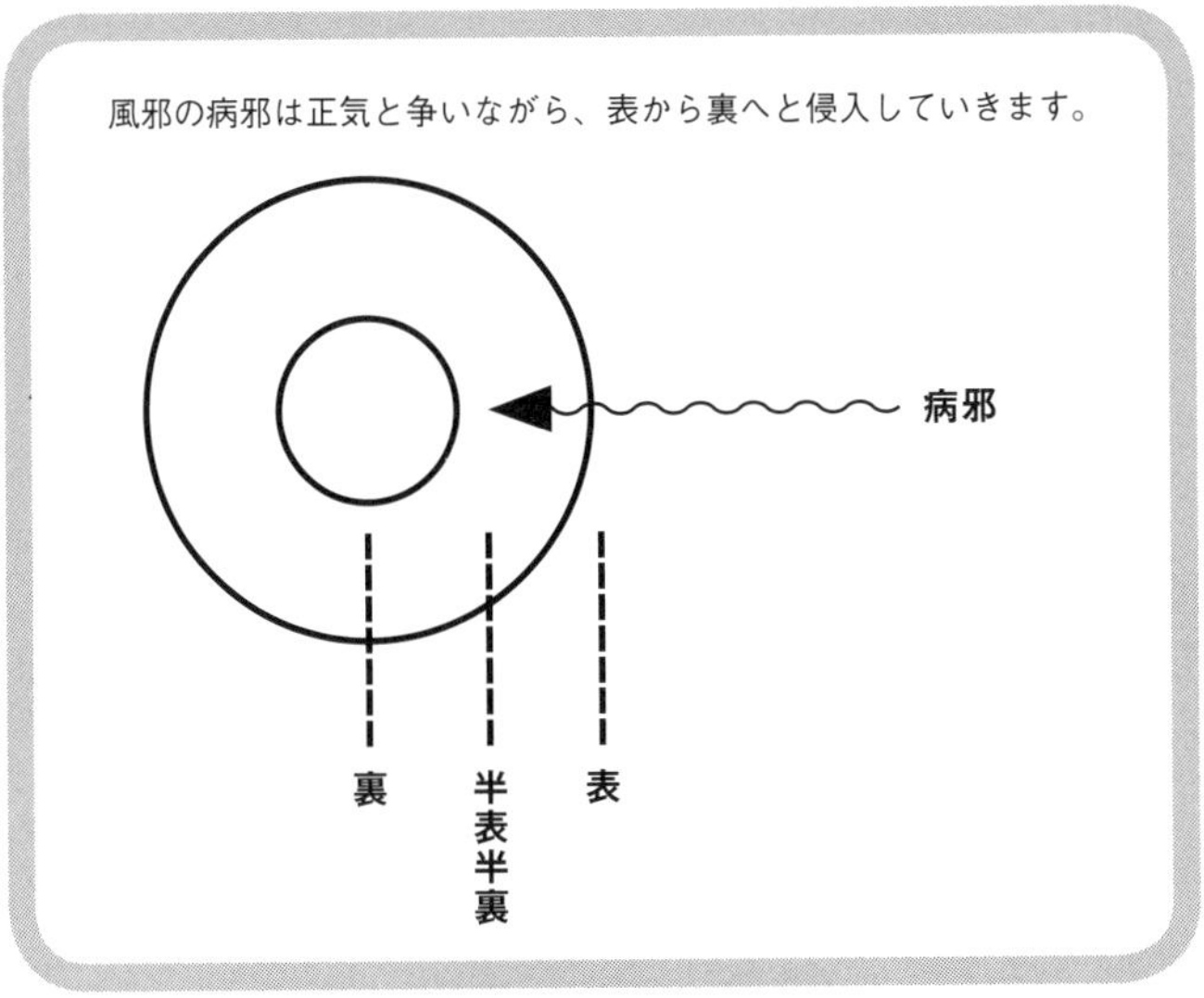
風邪の病邪は正気と争いながら、表から裏へと侵入していきます。
病邪
裏
半表半裏
表

図・表から裏への病位の推移

と呼びます。
〝表と裏〟、〝寒と熱〟、〝虚と実〟を統合した結果現れるのが〝陰と陽〟なのです。

つまり、東洋医学における病気の診断は、具体的には〝表と裏〟、〝寒と熱〟、〝虚と実〟を区別する（**証を立てる**）ことが、東洋医学的診断学の第一歩になります。

風邪すなわち感冒を例にとって説明しましょう。

東洋医学では、風邪は文字通り〝風の病邪〟がまず体表に侵入して発症すると考えます。そしてこの病邪は、経絡に沿って身体の内部、すなわち〝裏〟へ侵入しようとします。

しかし、私たちの身体は黙って外敵の侵入になされるがままにいるわけではありません。侵入しようとする〝風の病邪〟と、身体を守ろうとする防衛軍である抗病力とが争うことになります。その結果、抗病力のほうが強ければ病気にはならないので、感冒が発症するからには病邪のほうが抗病力より強いはずです。

病邪が強くて抗病力が弱いと勝敗はあっさりついて、病邪はさらに身体の内部へ侵入します。身体が抵抗しないので激しい症状は出なくても、あとで深刻な症状になる危険性が高くなります。この状態が〝虚〟です。

一方、抗病力が強い場合、戦闘は激しくなり、激しい症状を伴います。この状態が〝実〟になるわけです。

漢方薬と西洋医薬を比較してみましょう

東洋医学で処方される有名な漢方薬の一つに**葛根湯**があります。

葛根湯は、**桂枝湯**（ケイヒ、カンキョウ、シャクヤク、タイソウ、カンゾウという薬物で構成）という漢方薬に、マオウ、カッコンを加えた構成になっています。

このうち、ケイヒ、カンキョウ、マオウはいずれも「表」を温める作用のある薬物と考えられています。特にマオウは作用が強い薬物で、戦闘の激しい「実」のときに使用します。また、カッコンは「表」の「熱」を冷ます作用があるとされています。

葛根湯は、このように「表」を温める薬物とともに「熱」を冷ます薬物が配合されているため、「寒と熱」いずれの場合にも応用の利く便利な漢方薬なのです。

落語の中にも出てくるように、感冒の患者にとりあえず葛根湯を処方する医者を「葛根湯医者」と呼んでやぶ医者の代名詞になっていますが、とりあえず葛根湯を処方することは大きな間違いにも繋がりにくいわけです。

しかし、葛根湯とて万能ではありません。

まず、「実」のときに使用するマオウが含まれていますので、あまり戦闘の激しくない状態、例えば、体力のない高齢者のぐずついた風邪症状などに使用すると、かえって病状を悪化させてしまうことにもなりかねません。

また、主要の薬物の多くが温める作用を持っていますので、熱傾向の強い場合にも使えません。例えば、喉が真っ赤に腫れ上がって高熱を発しているような感冒では、当然効き目は期待できません。

このように同じ感冒であっても、葛根湯では効かない感冒があり、これらの場合にはそれぞれ異なった漢方薬を処方する必要があるのです。

他方、陰と陽、裏と表、寒と熱、虚と実、といった考え方がない西洋医薬の場合は

表・葛根湯と市販の風邪薬の成分（現代薬理学的薬効）

葛根湯	
葛根（カッコン）	鎮痙、解熱作用
麻黄（マオウ）	解熱、鎮咳、抗炎症、抗アレルギー作用、中枢興奮作用
桂皮（ケイヒ）	解熱、抗炎症作用、若干の抗菌作用
芍薬（シャクヤク）	抗炎症、鎮痙、鎮咳作用
乾姜（カンキョウ）	解熱、鎮痛、抗炎症、鎮咳作用
大棗（タイソウ）	抗アレルギー作用
甘草（カンゾウ）	抗炎症、抗アレルギー、鎮痙、鎮咳作用

市販の風邪薬	
アセトアミノフェン	鎮痛、解熱作用
塩化リゾチーム	抗炎症作用・痰を切れやすくする
マレイン酸カルビノキサミン	抗アレルギー作用
リン酸ジヒドロコデイン	鎮咳作用
塩酸メチルエフェドリン	鎮咳作用
ノスカピン	鎮咳作用
グアイフェネシン	鎮咳作用・痰を切れやすくする
無水カフェイン	アセトアミノフェンの作用を増強
ビタミンB_1誘導体	補ビタミン剤
ビタミンB_2	補ビタミン剤

どうでしょうか。

薬局で販売されているある総合感冒剤を例に挙げて検証してみましょう。感冒の症状が多彩で、個々の例によって症状が異なることは、西洋医学でももちろん認識されています。

含有成分を列挙すると、アセトアミノフェン、塩化リゾチーム、マレイン酸カルビノキサミン、リン酸ジヒドロコデイン、塩酸メチルエフェドリン、ノスカピン、グアイフェネシン、無水カフェイン、ビタミンＢ１誘導体、ビタミンＢ２……これが構成薬剤になります。このほかに、薬剤の形を整えたり味をよくする成分などが含まれていますが、薬の効き目に直接関わるのは、上記10種類の成分です。

アセトアミノフェンは鎮痛解熱薬で熱を冷まし、喉や節々の痛み、頭痛を抑えます。塩化リゾチームは消炎酵素剤といって炎症を抑制するとともに、痰を切れやすくする作用もあります。マレイン酸カルビノキサミンは抗ヒスタミン薬に分類され、くしゃみや鼻づまりといったアレルギー症状を抑えます。リン酸ジヒドロコデイン、塩酸メチルエフェドリン、ノスカピン、グアイフェネシンはいずれも咳を抑える作用があります。さらにグアイフェネシンには、気管支の腺分泌を促して気道を滑らかにし、痰を切れやすくする作用もあります。無水カフェインは、アセトアミノフェンの作用を増強します。ビタミンＢ１誘導体、ビタミンＢ２は、発熱などの際に消耗の激しくなるビタミンを補う意味で混ぜてあるので、風邪薬としてはあまり本質的なものではありません。

薬局で売っている西洋医薬の場合、多彩な風邪症状に対応するため、このように多彩な薬剤を混合しています。病院で処方される場合も基本的には同じ考え方で、そのときの症状によって対応する薬剤を数種類、医師が選んで処方するのです。薬局で販売している薬との違いは、医師の判断で薬剤を選択するので、風邪の症状に応じて不必要な薬物を入れず、必要な薬物のみを選択できる結果、その分一つ一つの薬物の量を多くして効き目を強くすることができます。

漢方薬は名前が違えば効き目も違います

さて、漢方薬の代表として葛根湯を、西洋医薬の代表としてある総合感冒薬の成分を検証してみましたが、さらに、もう少し漢方薬の構成について考えてみましょう。

葛根湯の構成薬物を現代薬理学的に解釈してみると、どういうことになるでしょう。ケイヒには解熱、抗炎症作用のほか若干の抗菌作用があります。カンキョウには解熱、鎮痛作用のほか抗炎症作用や鎮咳作用があります。シャクヤクには抗炎症作用、鎮痙、鎮痛作用があります。タイソウには抗アレルギー作用があり、カンゾウには抗炎症、抗アレルギー、鎮痙、鎮咳作用があります。以上は桂枝湯という漢方薬の構成でした。

葛根湯ではこれにマオウ、カッコンが加わります。マオウには解熱、鎮咳、抗炎症、抗アレルギーの作用のほか中枢興奮作用があります。カッコンには鎮痙、解熱作用があります。

すなわち、桂枝湯にしろ葛根湯にしろ、感冒薬として処方された際には、熱を下げる解熱作用、気管支の痙攣や咳を止める鎮痙、鎮咳作用、くしゃみや鼻水を止める抗アレルギー作用、喉の炎症を止める抗炎症作用をもつ薬物の組み合わせに過ぎないことになり、市販の総合感冒剤と変わりがありません。

そして桂枝湯と葛根湯との違いは、桂枝湯に解熱、鎮咳、鎮痙、抗炎症、抗アレルギー作用をもつ薬物を加えたもの、つまり桂枝湯にさらに同効の薬物を加えて良く効くようにしたものが葛根湯ということになってしまいます。これでは桂枝湯の存在意義がなくなってしまいます。桂枝湯をより強力にしたのが葛根湯であるなら、葛根湯の量の匙加減だけで、桂枝湯の出番はなくなってしまうからです。これは西洋医学に漢方薬を持ち込もうとする際、陥りやすい間違いといえます。

すでに107ページで述べたとおりですが、漢方医学的に葛根湯とは、桂枝湯にカッコンとマオウを加えることによって、桂枝湯よりも〝**実**〟**の傾向にある感冒に適する処方**になっているのです。桂枝湯と葛根湯とは単に薬効の強弱が異なるのではなく、**適応となる感冒のタイプが違う**ということになるのです。

漢方薬には、桂枝湯と葛根湯の関係によく似た処方が非常に多く、ある漢方薬の構成に一つか二つの薬物を加えたり減らしたりしただけで漢方薬の名前が異なってしまいます。名前が異なるということは効き目も異なるということであり、場合によっては正反対の症状に使われる漢方薬になってしまう場合さえあるのです。

こうしてみると、同じ感冒症状に対しても、漢方薬と西洋医薬では処方の考え方が随分異なることがお分かりいただけたことでしょう。

改めて言います。西洋医学の中で漢方薬を処方することがハイブリッド医療ではない、と。

表・桂枝湯の成分（漢方医学による薬能表示）

桂枝湯	
桂皮（ケイヒ）	表を温め、気を巡らせる
芍薬（シャクヤク）	陰を補う。やや冷やす。
乾姜（カンキョウ）	気を補い、温める。気を巡らせる。
大棗（タイソウ）	気を補い、潤す。薬性を緩和する。
甘草（カンゾウ）	気を補う。薬物相互を調和する。

桂枝湯に葛根、麻黄を加えて“実”の傾向に適した処方にしたものが葛根湯です。

ここで一つだけ追記しておきます。

病院で処方された葛根湯を飲んだけれど効かなかったという場合。すでに説明したように、本来葛根湯が合わない症状に処方された場合は当然ですが、葛根湯が合いそうな症状なのにあまり効かなかったという人では、葛根湯の量が足りなかったという場合もあります。漢方専門薬局で漢方の煎じ薬を処方された経験のある方ならお分かりと思いますが、本来の漢方薬の分量は驚くほど多量です。一般の医療用エキス剤の量ではとても追いつきません。漢方薬の力を引き出すためには、本来はもっと大量のエキス剤を服用する必要があります。

ただし、薬効が強くなるということは、間違った場合の反応も大きくなるということですから、勝手に大量のエキス剤を服用することは危険であり、決してしてはいけません。

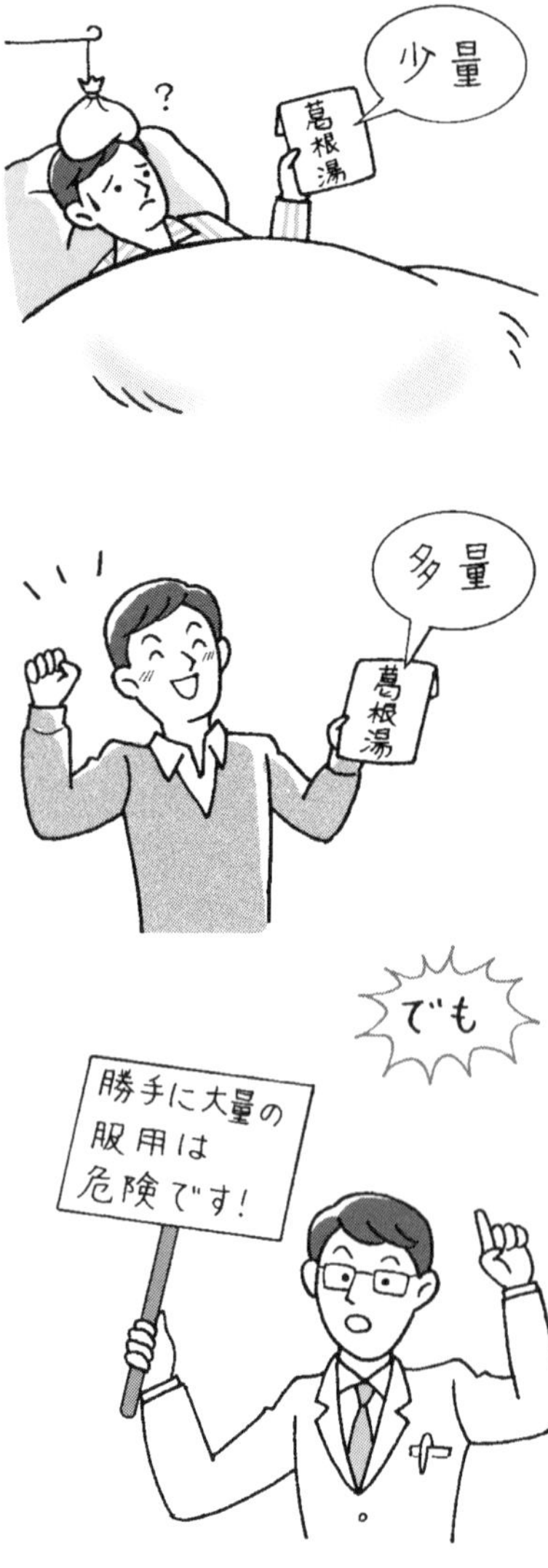

少量
葛根湯
多量
葛根湯
でも
勝手に大量の
服用は
危険です！

小柴胡湯の悲劇

かつて**小柴胡湯**という漢方薬が、慢性肝炎に対して頻用されていました。小柴胡湯の投与で肝機能が改善する症例があるのは事実で、他に有効な治療薬がなかった時代には、それなりに価値のある肝臓治療薬でした。

小柴胡湯とは、「**傷寒論**」という古典にある漢方薬で、この中に「胸脇苦満、脇下痞鞕があるときに有効」と記載されています。胸脇苦満とは胸から脇にかけて、何か詰まったようで苦しい状態をいい、脇下痞鞕とは季肋下がつかえて硬いことをいいます。慢性肝炎で炎症が強いときには肝臓が腫れて、確かにここに記載されているような症状を示すこともあります。しかし、それだけの理由でそんなに小柴胡湯が処方されるはずはありません。

1980年代には小柴胡湯が盛んに現代薬理学的手法で薬効分析されました。そして、小柴胡湯の構成薬物のサイコに含まれるサイコサポニン、カンゾウに含まれるグリチルリチンなどに抗炎症作用、肝障害抑制作用などがあることがわかりました。また小柴胡湯としても抗炎症作用のほかに肝障害への抑制作用、肝細胞の増殖促進などがみられたなどといった多くの報告がありました。

その結果、小柴胡湯の存在は、漢方治療に普段馴染みのない医師の間でも広く認知され、結核にストレプトマイシンが処方されるように、慢性肝炎には小柴胡湯が投与されてきたのです。漢方に詳しい医師の間からは、このような西洋医薬の感覚で行われる小柴胡湯の投与に疑問の声もありましたが、何しろ現代薬理学的なお墨付きが報告されているのですから、慢性肝炎への小柴胡湯投与は普遍的な治療になりました。

ところがその後、慢性肝炎の治療に**インターフェロン**という画期的な治療薬が登場しました。インターフェロンは単に肝炎の炎症を鎮めるだけではなく、肝炎の原因ウイルスを排除して、完全治癒をもたらす可能性のある治療薬として注目を集めました。

表・小柴胡湯の成分（漢方医学による薬能表示）

小柴胡湯	
柴胡（サイコ）	熱を冷ます。気を巡らせる。鬱滞を除く。
黄芩（オウゴン）	熱を冷まし、火を鎮める。
半夏（ハンゲ）	気を巡らし、病的な水を捌く。
乾姜（カンキョウ）	気を補い、巡らす、温める。病的な水を捌く。
大棗（タイソウ）	気を補い、潤し、薬性を緩和する。
人参（ニンジン）	気を補う。滋養し潤す作用。
甘草（カンゾウ）	薬物相互を調和する作用。

そうはいっても初期のインターフェロンは副作用も強く、有効率もそれほど高いものではありませんでした。そこで、当初は小柴胡湯と併用されたり、インターフェロン無効例に小柴胡湯への変更、あるいはその逆という形での治療がずいぶん行われていたものです。

そうこうするうち、インターフェロンと小柴胡湯を併用すると間質性肺炎という死亡率の高い副作用の発生しやすいことが分かってきました。この報告を受け、当時の厚生省からはインターフェロンと小柴胡湯との併用を禁止する通達が出されました。

まず、これによって漢方薬には副作用がないという神話が崩れ去りました。また、インターフェロン自体が改良され、副作用も少なくなり、有効率が高いものを使用することができるようになりました。さらに、新しい抗ウイルス剤も登場するにいたって、小柴胡湯の使用量は激減してしまったのです。

これらの事情により、今日、小柴胡湯が慢性肝炎に使用されることは、ほとんどなくなってしまいました。では、小柴胡湯はもうなくてもよい薬剤なのでしょうか。

小柴胡湯の名誉のために、結論だけ述べましょう。

正しく用いられさえすれば、小柴胡湯は感染症、呼吸器疾患、消化器疾患、精神神経疾患、皮膚疾患など、多様な疾患に広く応用が可能です。

現在でも、そしておそらくは将来にわたっても、漢方薬の基本方剤として、その重要性に変わりはないはずです。

乙字湯は便秘のクスリ？

私の義母は80歳に近い高齢で、また椎骨の手術をしたこともあって、体重が38kgまで減ってしまいました。もともと便秘がちでしたが、手術をしてから便秘が悪化し、放置しているとウサギの糞のようなコロコロした便が時折出るだけになってしまいました。そこで、近くの医院から酸化マグネシウムという下剤を処方してもらっていたのですが、少し効き過ぎると、排尿時にも便が出てしまいます。

困った義母の訴えにより、漢方薬が処方されました。処方されたのは**乙字湯**という漢方薬でした。結果、確かに乙字湯によって便通は改善されるのですが、相変わらず排尿時の便漏れは続きます。そこで、乙字湯とはどんなクスリなのか検討してみましょう。

乙字湯とは、トウキ、サイコ、オウゴン、カンゾウ、ショウマ、ダイオウから構成されている漢方薬です。メーカーの発行する効能効果には、「症状がそれほど激しくなく、体力が中位で衰弱していないものの切れ痔、疣痔」とあり、使用目標として、「便秘の傾向、肛門または陰部の疼痛や瘙痒、軽度の出血をともなう場合によい」とありますす。ずいぶん漠然としていて、一体どのような人に使用すればよいのか分かりにくいですね。使用目標に便秘の傾向とありますから、義母のような場合にも使えそうです。

ところが、その構成を漢方医学的に見ると、サイコ、オウゴン、ダイオウという熱を冷ます（もちろん、西洋医学でいう解熱薬ではありません）薬物、トウキという血を作る作用のある薬物、ショウマという物を上へ押し上げようとする働きのある薬物などで構成されています。

このことから、乙字湯とは、すなわち「体内に熱があって、痔や脱肛があり、出血するような場合に用いられる漢方薬」ということがいえるのです。

表・乙字湯の成分（漢方医学による薬能表示）

乙字湯	
当帰（トウキ）	血を補う。やや温める作用。
柴胡（サイコ）	熱を冷まし、升麻とともに気を上へあげる。
黄芩（オウゴン）	裏の熱を冷まし、火を鎮める作用。
甘草（カンゾウ）	薬物相互を調和する作用。
升麻（ショウマ）	熱を冷まし、陽気を上へあげる作用。
大黄（ダイオウ）	裏の熱を冷まし、沈下する作用。

高齢の義母のように、手術後の体力の衰えによって悪化した便秘の場合には、まず体力、すなわち〝気〟を補ってやることが最も大切なのです。乙字湯のように炎症や体内の熱を冷ますことを主眼とした漢方薬では、効果が出ないのは当然のことです。

このような間違いは、乙字湯を処方した医師に〝気〟という東洋医学的概念が理解されていればば避けられたかもしれません。

膀胱炎には猪苓湯？

ある薬剤師さんから聞いた話です。

60歳代の女性が処方箋を携えて薬局にやってきました。この方は始終膀胱炎に悩まされていて、以前から別のクリニックで、その都度、**猪苓湯**という漢方薬の処方を受けていました。今回はたまたまその薬局に近いクリニックを受診したのですが、この女性は膀胱炎の治療薬は猪苓湯と信じていますから、今回も医師に猪苓湯の処方をお願いしたそうです。そこで医師は、膀胱炎に一般的に処方される抗菌剤とともに猪苓湯を処方したのです。

ところが、服薬し始めて四～五日目から腹痛とともに下痢が始まりました。同時に寒気が強くなり、夏だというのに冷房されたスーパーの食品売り場へ行けなくなって

表・猪苓湯の成分（漢方医学による薬能表示）

猪苓湯	
沢瀉（タクシャ）	利水、除湿作用。熱を冷ます作用。
猪苓（チョレイ）	利水作用（特に漢方医学の“腎”に働く）。
茯苓（ブクリョウ）	利水、除湿作用。“脾”の働きを助ける。
阿膠（アキョウ）	陰血を補う作用。
滑石（カッセキ）	利水作用。裏の熱を冷ます作用。

しまったのです。

　また聞きで、私自身がこの方を診察したわけではありませんので、詳細は検討できません。ですが、どうしてこのようなことになってしまったのか、これも先ずメーカーが添付している猪苓湯の効能・効果を見てみましょう。

　猪苓湯の効能・効果は「尿道炎、腎臓炎、腎石症、淋疾、排尿痛、血尿、下半身の浮腫、残尿感、下痢で尿量減少、小便難、口渇を訴えるもの」です。使用目標は「体質にこだわらず、頻尿、残尿感、排尿痛、血尿などの排尿障害のある場合に用いる」とあります。これなら膀胱炎には猪苓湯が有効と考えてもおかしくありませんね。

しかし、薬剤師さんが心配した理由は、猪苓湯の構成をみると分かります。猪苓湯はタクシャ、チョレイ、ブクリョウ、アキョウ、カッセキから構成されています。タクシャ、チョレイ、ブクリョウはいずれも利湿薬でアキョウは血を補います。タクシャには熱を冷ます働きもありますが、ここで問題なのはカッセキです。カッセキも熱を冷ます薬物ですがその作用は強力で、タクシャの比ではありません。

このことから、猪苓湯は〝炎症による強い熱のために水と血の代謝異常を来たした場合に有効な漢方薬〟なのです。熱射病などで排尿障害を起こしたような場合にはとても有効なはずです。

ですから、体内の炎症や熱がもともとない人が服薬すれば、身体が冷えてしまうのは当然で、この方がスーパーの食品売り場へ行けなくなってしまった理由も説明がつきます。

恋する心臓

東西医学をコーディネートする際、もう一つ重要な注意事項があります。同じ内臓を表す用語なのに、西洋医学と東洋医学では全く異なる意味で使われる場合があるのです。

内臓諸器官を総称して昔からよく〝**五臓六腑**〟という言葉が使われます。西洋医学がわが国へ導入される以前からある言葉なので、元々東洋医学を前提とした医療用語です。東洋医学でいう**五臓**とは、**肝**、**心**、**脾**、**肺**、**腎**のことをいい、最も重要な働きをする臓器と考えられています。ちなみに六腑とは胆、小腸、胃、大腸、膀胱、三焦をいう場合が多いのですが、説明するとややこしくなるので、ここでは六腑のことは省略させていただきます。

東洋医学の肝、心、脾、肺、腎とは抽象的で観念的な概念です。解剖学を基礎とした西洋医学での実体を伴った臓器名とは異なります。

特に東洋医学の〝脾〟は西洋医学の脾臓とは全く違います。〝脾〟は消化機能の重要な中枢として位置づけられ、食物から〝気〟を作り出して全身に巡らせる大切な臓器です。ですから、西洋医学での消化管のほかに、肝臓、胆嚢、膵臓などの機能の一部も包含した臓器として捉えられています。

〝心〟は単に西洋医学での心臓を表しているのではなく、精神、意識、思惟活動も含められますから、脳の機能も含むことになり、〝ハート〟や〝こころ〟に近い意味も持っています。ですから、不眠症を治療する際、東洋医学ではこの〝心〟を中心に考えます。脳に作用する睡眠薬を処方する西洋医学とは考え方がまるで違ってきます。

「♪お医者様でも治せない～♪」と昔から唄に歌われる恋の病……今でもこればかりは妙薬がありません。西洋医学では、恋愛は脳の働きということなのでしょうが、東洋医学では〝心〟の働きということになります。しかし、西欧でも恋愛の象徴は〝ハー

表・東洋医学における“五臓”

脾	心
消化機能（運化）の中枢。 血液が外部に漏れないようにする働き（統血）もある。	血脈を司り、血を全身に行き渡らせる。 精神活動、意識、思考なども司る。

肝	肺	腎
血を蓄えて、その分布を調節する。疎泄を司る。	呼吸を調節する。 精気の宣発と粛降を司る。 水分代謝に関与する。	水分代謝の中枢。 成長、老化を司り、骨の育成に関与。 精を蓄え、気を納める。

ト〟であり、心臓を意味する〝heart〟には〝こころ〟の意味もあります。洋の東西を問わず、恋愛の感情は心臓から出るものと考えていた時期があったのでしょうか。そう考えると、とても興味深いことです。

同様に、〝肝〟、〝肺〟、〝腎〟も西洋医学での肝臓、肺、腎臓とは異なります。第2章の「失敗から学ぶ東西両医学の違い」は、当時私にこの辺りの理解が不足していたために生じた失敗談なのです。

第4章

これからのハイブリッド医療

ハイブリッド医療への道しるべ

今まで述べてきたように、西洋医学と東洋医学とは、基礎となる理論からして異なる異質の医学です。だから一口に両医学をコーディネートするといっても、言葉で言うほど簡単ではありません。

ここまでお読みいただいた賢明な読者の方々には、西洋医学的な解釈で漢方薬を使用することがいかに間違っているか、わかっていただけたことと思います。また、西洋医薬と漢方薬の併用には、未解決な問題が山積していることもわかりました。

では、どうすれば西洋医学と東洋医学を正しくコーディネートすることができるのでしょう。しかも、お互いの医学の理論的根拠を矛盾させずにコーディネートすることなどできるのでしょうか。

東西医学を最も簡単にコーディネートする方法、それは**鍼灸・経絡**治療です。鍼灸・経絡の応用は、薬物同士の相互作用を心配する必要がないため、ハイブリッド医療を実際の臨床の場で実践する際には、極めて有用です。第1章で例示した70歳の女性では痛む脇腹に鍼を打ったのではありません。東洋医学的な診断に基づいて、経絡を考え、ツボを選んで鍼を打ったのです。

この方の場合は漢方薬も併用しましたが、鍼灸では一般の西洋医薬と併用することもできます。他の医師の西洋医薬を用いた治療で無効だった方が、鍼灸で治癒したという例は決して珍しいことではありません。そんな場合、原則的には他の医師からの処方はそのまま継続してもらいながら鍼灸を併用するようにしています。

鍼灸の併用はハイブリッド医療への近道

ハイブリッド医療として鍼灸を導入しようとすれば、どうしても経絡を考えないわけにはいきません。鍼にしろ灸にしろ、どこにしてもいいわけではありませんので、最低限ツボを探すことになります。

西洋医学にはないツボを探すのですから、そこはもう既に東洋医学の世界です。

通常の西洋医学的治療を中断する必要はありません。クスリとの相互作用を心配する必要もありません。ワーファリンというクスリを飲んでいる方では、出血しやすくなるために、身体に傷を付けることは原則的に避けなくてはなりません。でも、鍼灸で使用する鍼は極めて細いので、そんな方でも出血の危険はありません。このように、鍼灸、経絡を西洋医学に取り入れることはハイブリッド医療への近道です。

一般的に、西洋医学的な検査は必ず受けるようにしてください。進歩した現代医学的な検査を一切拒否する方が稀にいますが、それでは至高の医学を享受するという本来の目的を達成できません。

かつて、漢方医学外来のアルバイト診療に出張したとき、糖尿病を漢方で治療して欲しいという高齢の女性が受診されたことがあります。紹介状を持参したわけでもありません。そこで、病態把握のためにまず採血をしようとしたのですが、どう説明しても検査をさせてくれません。結局、検査をするなら結構です、と言ってさっさと帰ってしまいました。

今どき、糖尿病だ、という本人からの訴えだけで治療してくれるクリニックがどこかにあるのでしょうか。もしあるのだとすれば、その方が問題だと思うのですが。

症例6 「経絡理論の注射への応用」

経絡を応用したツボへの注射療法は、第1章で紹介した、末期がんへの疼痛対策として極めて有効ですが、ここでもう一例注射療法を紹介しましょう。

42歳の主婦の方です。2～3週間前のある日突然右手関節痛が生じ、次第に激しくなって、包丁さえ持てなくなってしまいました。包丁が持てないくらいですから、台所仕事はおろか家事一切ができなくなってしまったのです。近くの整形外科で治療を受けましたが、痛みは軽快しませんでした。

診察しますと、疼痛のために右手関節を動かすことができない状態でした。私は内科医ですから整形外科的診断は不得手ですが、すでに整形外科を受診されているので、西洋医学的な診断は不要でしょう。

この方の手首の圧痛点を探りますと、最も痛む点は右手関節から約３cm近位尺側（手前側で裏側）にありました。これは東洋医学的経絡理論によれば**手少陰心経**という経絡の走行上にあります。そこで、皮内注射用の細い注射針を使って手少陰心経にある**神門**というツボに少量のビタミンＢ１を注射してみました。ビタミン剤を注入した瞬間、患者さんは注射部位から腕に沿ってクスリが縦に流れていく感覚を訴えました。不思議なことに、その流れの道筋は東洋医学が教えてくれる手少陰心経という経絡の道筋そのものでした。

その夜は右腕の重だるい感覚が続いていたそうですが、翌朝には関節痛がほとんどなくなっていたそうです。翌日もう一度このツボ注射を繰り返すと、痛みはすっかり消失してしまいました。試しに近くにあった鉄アレイを持ち上げてもらっても、痛みは出ませんでした。

このようにツボへの注射療法は非常に効果が高く、即効性で、多方面への応用が期待される治療です。少量のビタミン剤でさえこれほどの効果を出すのです。西洋医学で行う筋肉注射や皮下注射は神経や血管の走行に当たらないようにこれらを避けて注射するだけですが、これに経絡理論を融合させれば、すなわち、しかるべきツボを選んで注射すれば、従来得られなかったような効果を期待できるのではないでしょうか。

私も、末期がんの患者さんを前にして、制がん剤をツボに注射できないものかと考えたのですが、残念ながら現行の制がん剤は組織障害性が強過ぎて、ツボに注射できるものはありません。今後、皮下注射が可能な制がん剤が開発されてくれば、是非研究していただきたい分野です。

このように、ツボ注射（中国医学では〝**水鍼**〟といいます）は、ハイブリッド医療の具体的な手段として有望な治療法です。

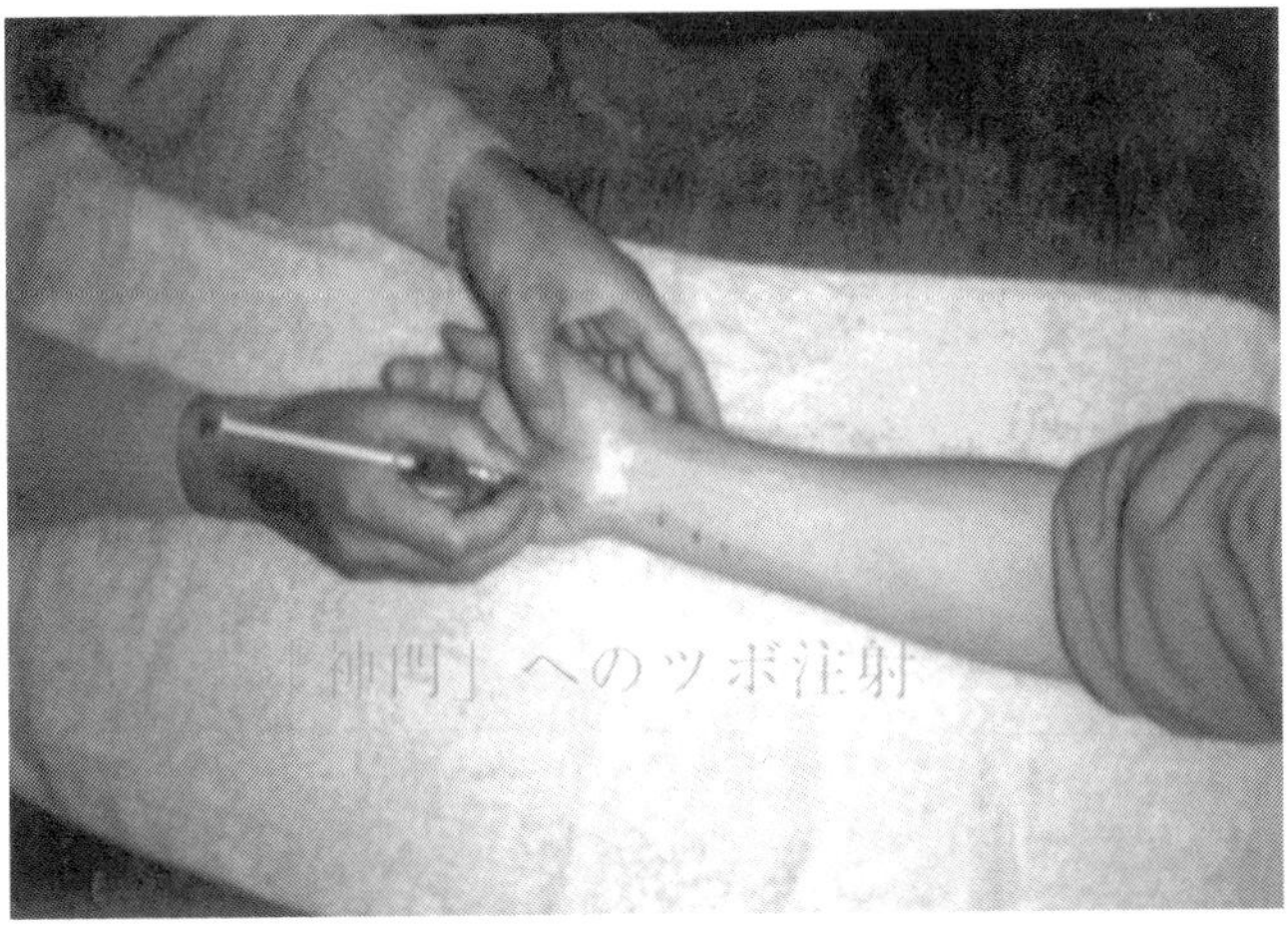

神門へのツボ注射。東洋医学の経絡理論に基づく注射療法は、大きな可能性を秘めていると考えられます。今後の研究が期待されます。

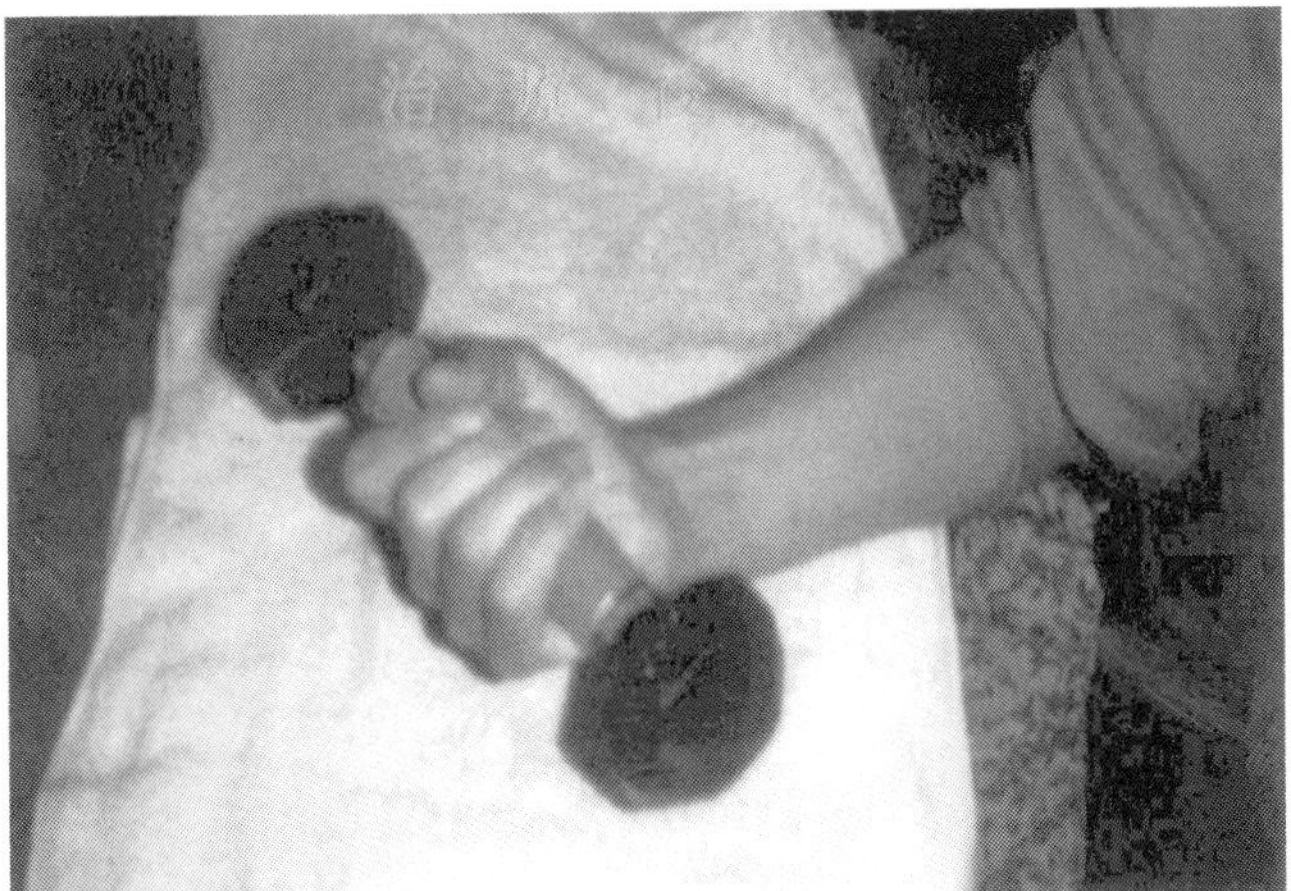

最初の注射を行った翌日、再注射直後に鉄アレイを持ってもらったところ、注射前は包丁も持てなかったのに、痛みはすっかり消失していました。

経絡理論の応用──瀉血療法

次に**瀉血療法**をご紹介します。西洋医学にも瀉血療法は存在しています。西洋医学の瀉血療法は、ちょうど献血に行ったときのように、太い注射針で静脈から多量の血液を抜き取ります。**真性多血症**という赤血球が増えすぎてしまう病気や、最近では**慢性肝炎**の治療にも瀉血療法が応用されています。慢性肝炎の治療に瀉血療法が効くのは、活性酸素の供給源である鉄を減らすことで、活性酸素が肝細胞を傷つけないようにしようという理論に基づいています。

東洋医学での瀉血療法は理論が全く異なります。瀉血といっても血をわずか数滴絞り出すだけです。専門的には〝**刺絡**〟と呼ばれ、東洋医学の理論でいうところの〝**熱証**〟に対して応用されてきた治療法です。東洋医学的な特殊な診察をするまでもなく、

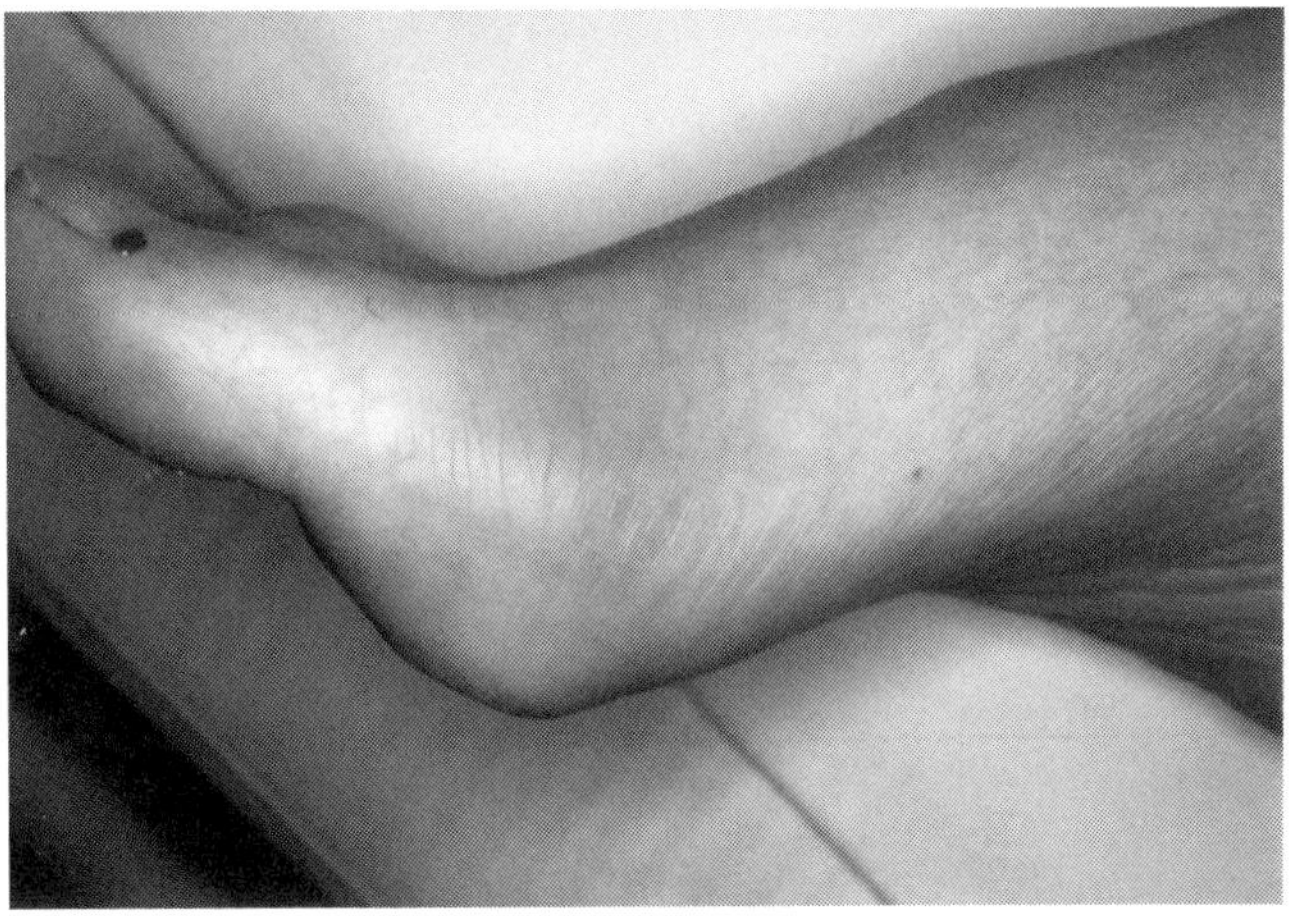

刺絡療法の実例。
親指の爪の付け根からわずかに血を出しているところです。

患部に炎症が起きて、そこが紅くなって腫れて痛めば、痛む場所が熱を持ちますので、少なくともその患部は東洋医学でいう〝熱証〟と考えられます。

痛風では、典型的な場合、足の親指の付け根の部分が真っ赤に腫れ上がり激痛があります。急性発作に対して、西洋医学では**コルヒチン**、**NSAID**と呼ばれる鎮痛薬、**副腎皮質ステロイド剤**といったクスリが使われますが、これらのクスリには副作用もあって、なかなか使いづらい場合もあるものです。痛風の発作で足の指が真っ赤に腫れあがっている方に、東洋医学的瀉血療法すなわち刺絡療法を試みました。痛む場所がどの経絡にあるかを診断するだけですから、特別な知識がなくても、経絡図を片手につき合わせてみるだけで診断できます。診断がついたら後はその経絡の井穴と呼ばれるツボに針を刺して、血液を数滴搾り出してやるだけです。これだけで痛みは和らぎ、発赤や腫脹がとれてしまいます。ちょっと信じがたいとお思いの方がいるかも知れません。大分以前に「東方医学」という学術専門雑誌に報告しました（痛風及びその類似関節炎に対する経絡治療、東方医学 12;36、1996）ので、興味のある方はそれを読んでみて下さい。

この方法は、何も痛風に限らず、同じように患部が明らかに炎症を起こしている場合には全て応用可能と思われます。

言うは易く行うは難いハイブリッド医療

経絡を応用することは、ハイブリッド医療への近道でした。しかし、もちろんそれだけがハイブリッド医療ではありません。

私たちは、西洋医学的な思考法に慣れ親しんできています。そしてここまで進歩した最新の西洋医学を享受しない手はありません。ですから、西洋医学をベースにしてこれに東洋医学を適宜コーディネートしていくのが現実的です。ただ漢方薬を併用すれば事足りるという単純なものではないことは、これまで述べてきたとおりです。

少なくとも現時点では、漢方薬を処方する際には、独特の漢方理論に従って処方すべきことが分かりました。

また、漢方理論に従って処方された場合であっても西洋医薬と漢方薬の相互作用を充分に吟味して掛からないと思わぬ失敗を生じかねない危険があることもわかりました。

相互作用を考察する場合には、西洋医薬や漢方薬の薬理学的動態を深く考察し、新薬処方と漢方処方を並立させるやり方が一般的ですが、逆に西洋医薬の作用を東洋医学的に考察し、漢方処方の中に新薬を生かすやり方があることもわかりました。漢方処方の中に制がん剤を破血薬として少量混ぜてみたのはその一例です。しかし、この種の研究はまだほとんどありませんので、今後の研究や経験の蓄積を待たねばなりません。

これまであげたようないくつかの症例ばかり耳にしていると、つい誤解してしまいそうですが、あくまでも前もって西洋医学的に充分検査されていることが大切で、いくら漢方や鍼灸での治療が好きでもいきなり東洋医学的な診断だけで治療に望むのは無謀です。第1章の「症例3」（40ページ参照）のような腹痛の例では、西洋医学的なアプローチを無視することで、最悪の場合、腹膜のがんなど、診断困難な悪性疾患を見逃してしまう危険性すらあるからです。

ところが、ある程度経験を積むと、早い段階で、この患者さんは西洋医学で、あるいはこの患者さんは東洋医学のほうが向いている、といった〝カン〟のようなものが備わってきます。一般的に検査はまず西洋医学的にやりますが、場合によっては同時進行で東洋医学的な診察も進め、漢方薬を処方することもあります。東洋医学的治療のほうが向いていると結論づけば、そのまま東洋医学的治療を継続します。鍼灸も併用します。

逆に西洋医学的治療がむいていると結論づける場合ももちろん多く存在します。手術を勧めたり、内視鏡治療を勧めたり、西洋医薬でのコントロールを優先させたりします。そうした結果として、西洋医学的治療を受けながら東洋医学的治療を併用するのは、ハイブリッド医療ではごく自然な治療ということになります。

思考回路を切り替えるのがポイント

ハイブリッド医療では、原則的に西洋医学的検査を優先します。しかし、西洋医学的検査が万能ではないことも知っています。西洋医学的な検査で異常が見つからない病気も多々あります。概して、西洋医学では器質的な疾患を重視する傾向があります。形態の変化については詳細な検討が加えられます。臓器や組織の形態的な異常に限らず、血液や尿を材料とした検査値の異常を重視します。治療も、器質的な病気、たとえば胃潰瘍、肺炎、心筋梗塞などを治療するのは得意です。他方東洋医学では機能的な異常に注目する傾向があります。ですから、形態的な変化を伴わない、自覚的な異常に対応することができます。もちろん、これは一般論として述べたのであって、明確に区別できるものではありません。

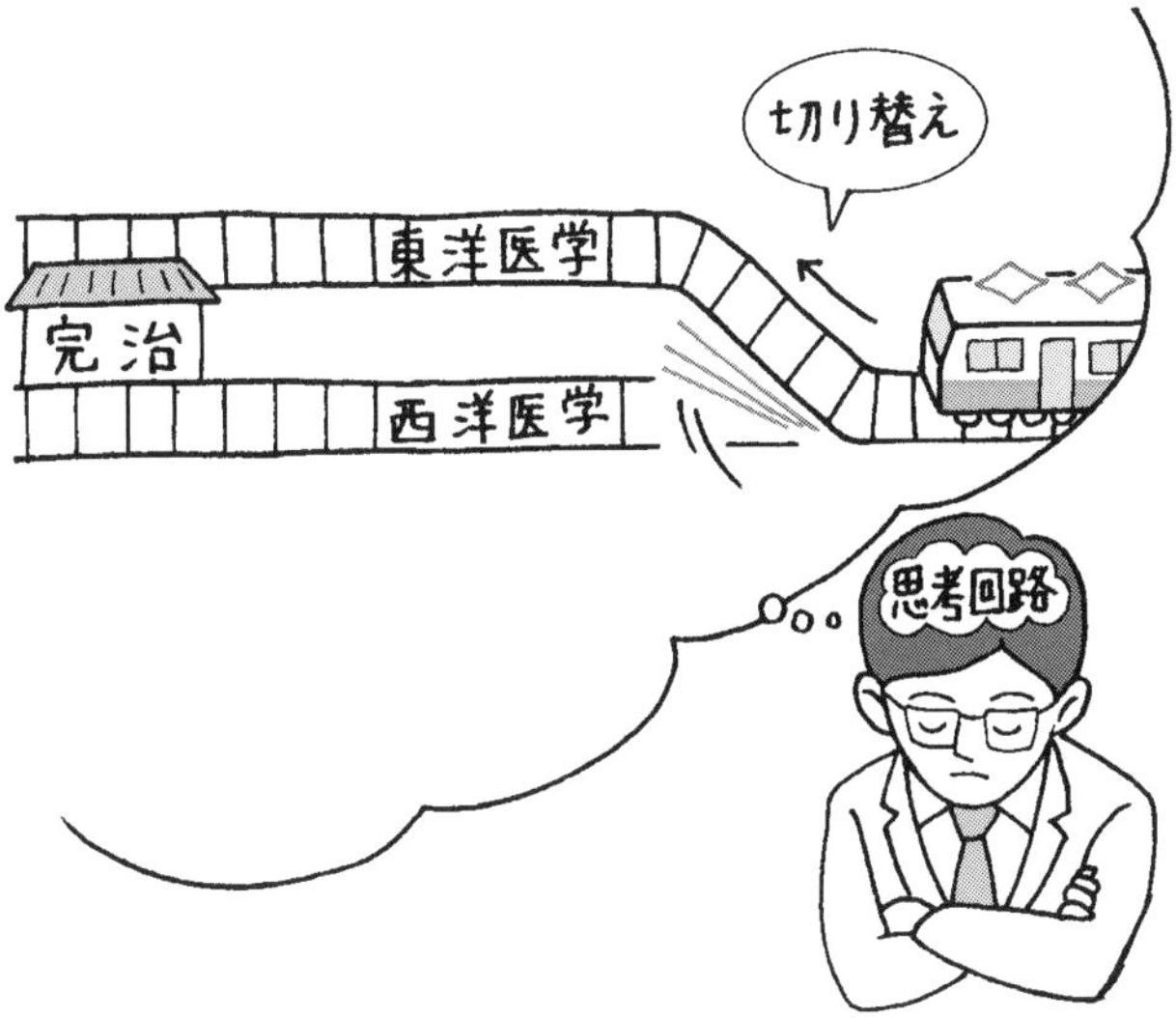

西洋医学的な治療で効果が不十分であれば、あるいは不十分と予想されれば、東洋医学的な治療、すなわち漢方薬や鍼灸が応用されます。東洋医学的治療の際には、東洋医学的な診断が求められますので、「陰陽バランスはどうか」「気や血の異常はないか」「どの経絡が異常と関係しているか」……などを考えます。

今まで血液データを分析していた頭の思考回路を瞬時に切り替えるのです。このスイッチの切り替えこそが、ハイブリッド医療への道なのです。いずれ遠い将来、スイッチの切り替えなしに相互乗り入れがスムーズに行われる時代が来るかもしれませんが、それまで病気は待ってくれません。

切り替わった思考回路から導き出された東洋医学的な診断に従って治療に入る際、注意すべきは西洋医薬との相互作用でした。漢方薬だけで治療するならその心配はいりません。とくにお奨めは鍼灸応用治療でした。鍼灸の応用ならクスリとの相互作用の心配なく実施できるからです。

先にも書きましたが、実際の臨床では、長くハイブリッド医療を試みていると、次第に〝カン〟のようなものが備わってきて、初診時に西洋医学と東洋医学のどちらが効きそうか何となく分かってくるものです。それでも、西洋医学的な検査はきちんと行います。カンで治療法を決めるわけには行きません。

ハイブリッド医療の目的は、洋の東西を問わず、あくまで現在人が享受しうる至高の医療を提供することにあるのですから。

中国での衝撃的な体験

もう大分以前の話になります。１９９０年に、私は中国・上海の上海中医学院（現・上海中医薬大学）というところへ短期留学しました。東洋医学、特に鍼灸に非常な興味を抱いていた私は、欧米への留学ではなく、敢えて上海中医学院に併設されていた国際鍼灸トレーニングセンターへ留学したのです。そこにはフランス、アメリカ、イスラエルを始め、世界中の国々から鍼灸の勉強に来ている人々が集まっていました。

短い期間の留学でしたので、鍼灸の理論も技術も深くは学べませんでしたが、中国では多くの人々の中に鍼灸が根付いていることを知り、また世界中の多くの国々で鍼灸が如何に興味深く受けとめられているかを窺い知ることができました。この短い留学期間中に私は、衝撃的な現場を目の当たりにしました。

ある日、急性の腰痛（いわゆるぎっくり腰）で、壁をつたいながらよろけるように診察室に入ってきた患者さんがいました。診察を担当していた張教授は、脈を取っただけで診断を下すと、すぐさま手の甲にただ一本の鍼を打ったのです。その鍼を動かしながら、患者に腰を動かすように命じました。患者は苦痛に顔をゆがめ、悲鳴を上げながら痛む腰を動かしていました。ほんの一～二分の出来事だったように思います。

張教授は鍼を抜き、さあ歩け、と患者に促したのです。するとどうでしょう、初めはこわごわ脚を動かした患者が、次の瞬間にはニコニコとして張教授に礼をいい、全く普通の足取りで診察室から出て行ったのです。急性腰痛を一瞬のうちに快癒させる事実を目の当たりにした私は、衝撃のあまり言葉も出ませんでした。それはもう、医学部で学んだ学生レベルの整形外科しか知らなかった私にとっては、マジックとしか思えませんでした。こんなことをいっては失礼に当たるかも知れませんが、急性腰痛に鎮痛剤を処方するか、痛む腰に麻酔薬を注射するしかしない整形外科の医師がいたら、是非この張教授の鍼を見ていただきたいと強く思ったものです。

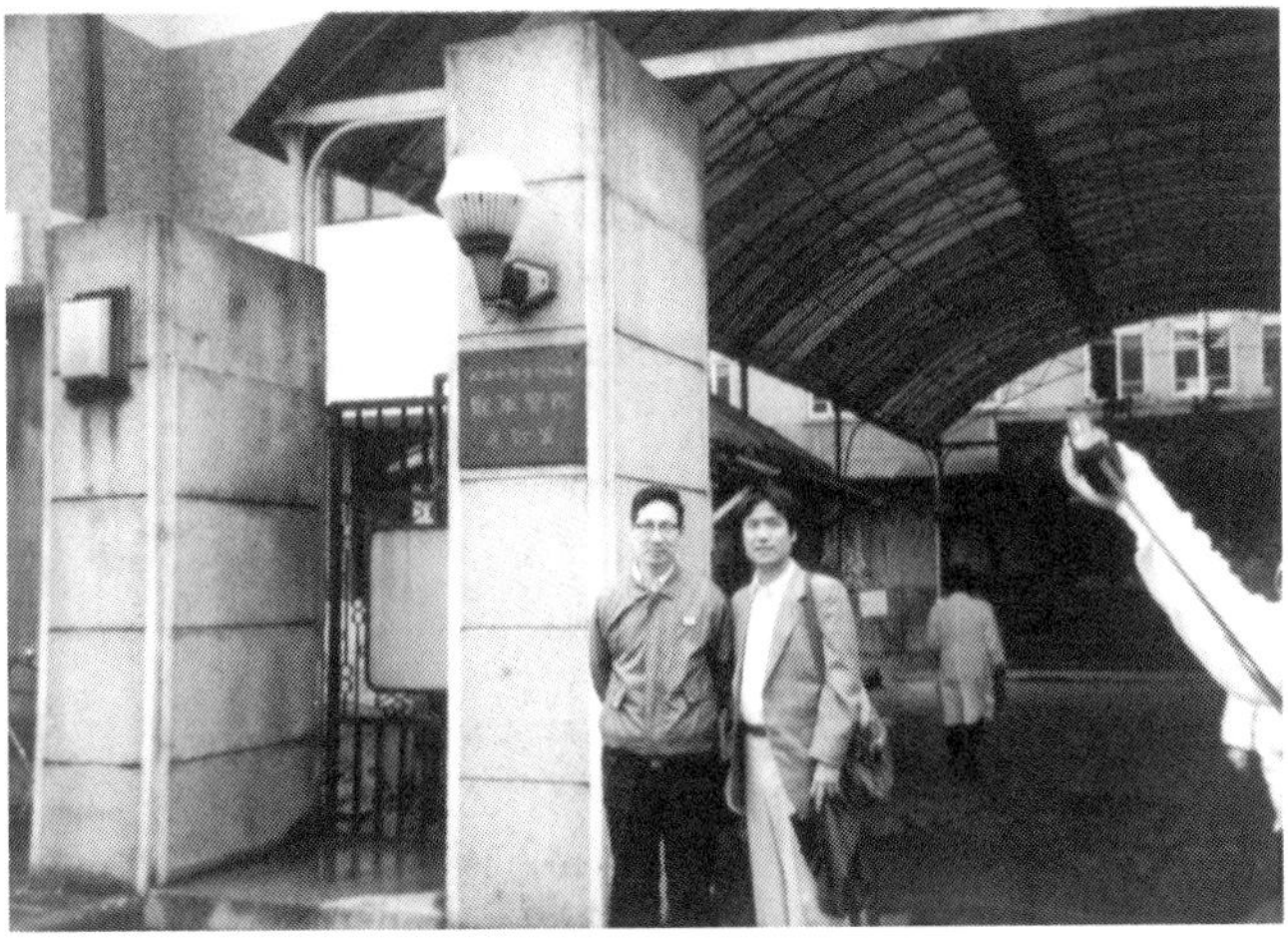

上海中医学院附属龍華医院にて。張教授（向かって左）と著者。

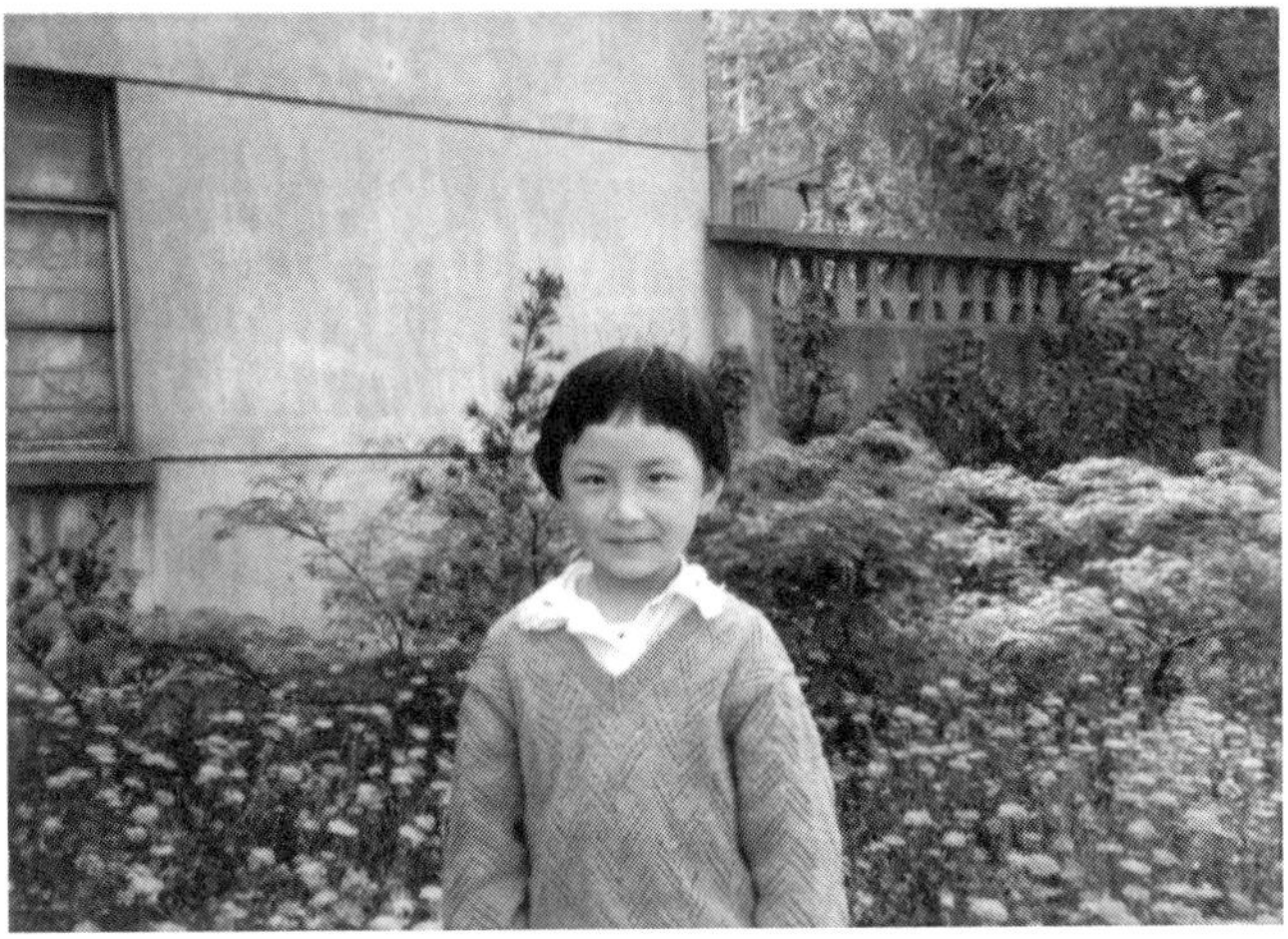

鍼治療中の中国の女の子。写真だとちょっとわかりにくいですが、ハリネズミのように頭に針が刺さっています。

日本にこそハイブリッド医療の土壌がある

それから10年たった２００１年、私は中国の大連市と提携した中国派遣医療団の一員として、再び中国に渡り、視察をかねた医学交流に当たる機会を得ました。そこで私たちは大連市内の近代的病院と郊外の田舎の病院とをともに視察し、中国の医療事情の一端を垣間見ることができました。

私たちが訪れた瓦房店市閻店郷というところは、農村ですが大連からはわずか１００㎞の距離にあります。医療交流に当たった現場は、閻店医院という近在では唯一の病院（中国の医院は日本の病院に相当します）です。

埃だらけの汚れた建物はともかく、医療機材としてあるのが旧式のレントゲン撮影機と、日本からの医療援助で送られた旧型の腹部エコー装置、内視鏡装置だけでした。

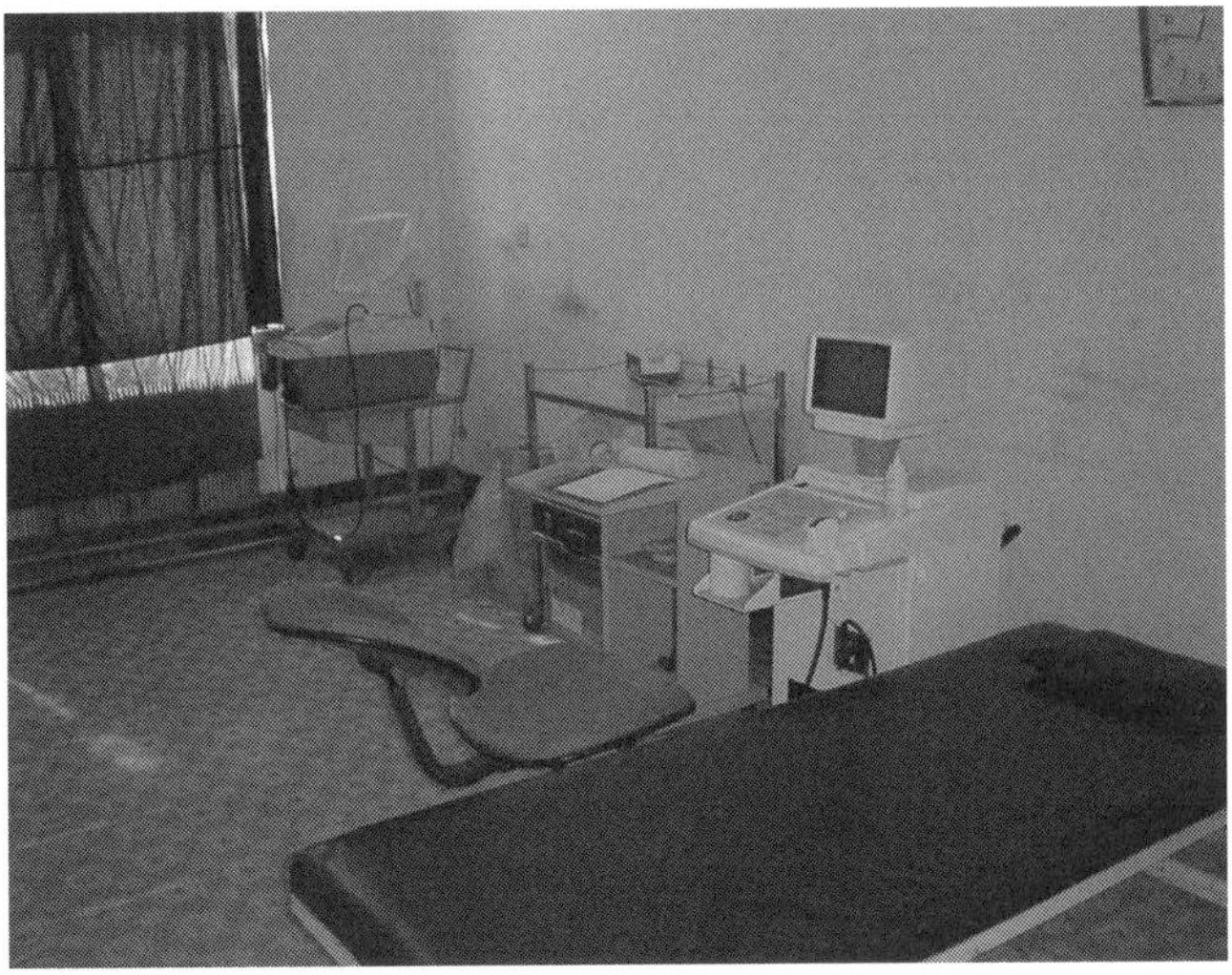

閻店医院の検査室内部。殺風景な部屋の中に旧式のエコー装置だけがポツンと置かれていました。

内視鏡装置はあってもそれに付属する備品はなく、使用された形跡はありません。エコー装置も私たちの滞在中は一度も使用されませんでした。わずかにレントゲン撮影が一度活用されただけでした。

手術室も設置されていましたが、とても清潔とはいえません。手術前の手洗い場で、洗浄消毒薬はどこにあるのか見当たりませんでした。その場所自体あまり使われている形跡がありませんでしたから、普段はどこかにしまってあるのかもしれません。日本の医療事情になれた目で見ると、自分ではここで手術を受ける勇気はありません。

トイレの使用には私たちでも難渋しました。一応水洗式になっているのですが、便器からは水が溢れ、靴の中に汚水が滲み込まないように爪先立ちで用を足さなければいけなかったのです。トイレが水洗式なのは立派ですが、この村に下水管が完備しているとは到底思えません。流した汚物はどこへ消えるのでしょう。同行の派遣団員の中で繊細な感覚の人たちが体調を壊したのも頷けるというものです。

設備だけの問題ではありません。驚いたのは、医師の控え室にも医学雑誌はおろか本さえ見かけません。そういえばこの病院のどこにも本がありません。パソコンが置いてあるわけでもなく、闇店医院の医師たちはどうやって新しい医学情報を取り入れているのでしょう。失礼のないようにと気遣いながら、現地の医師にそれとなく尋ねましたが、自分たちには充分な経験があるから大丈夫という答えでした。

闇店医院は、一応西洋医学の診療を行う普通の病院です。田舎ではありますが、大都市大連からわずか１００㎞の距離です。世界地図を広げてみれば、大連のすぐ隣で

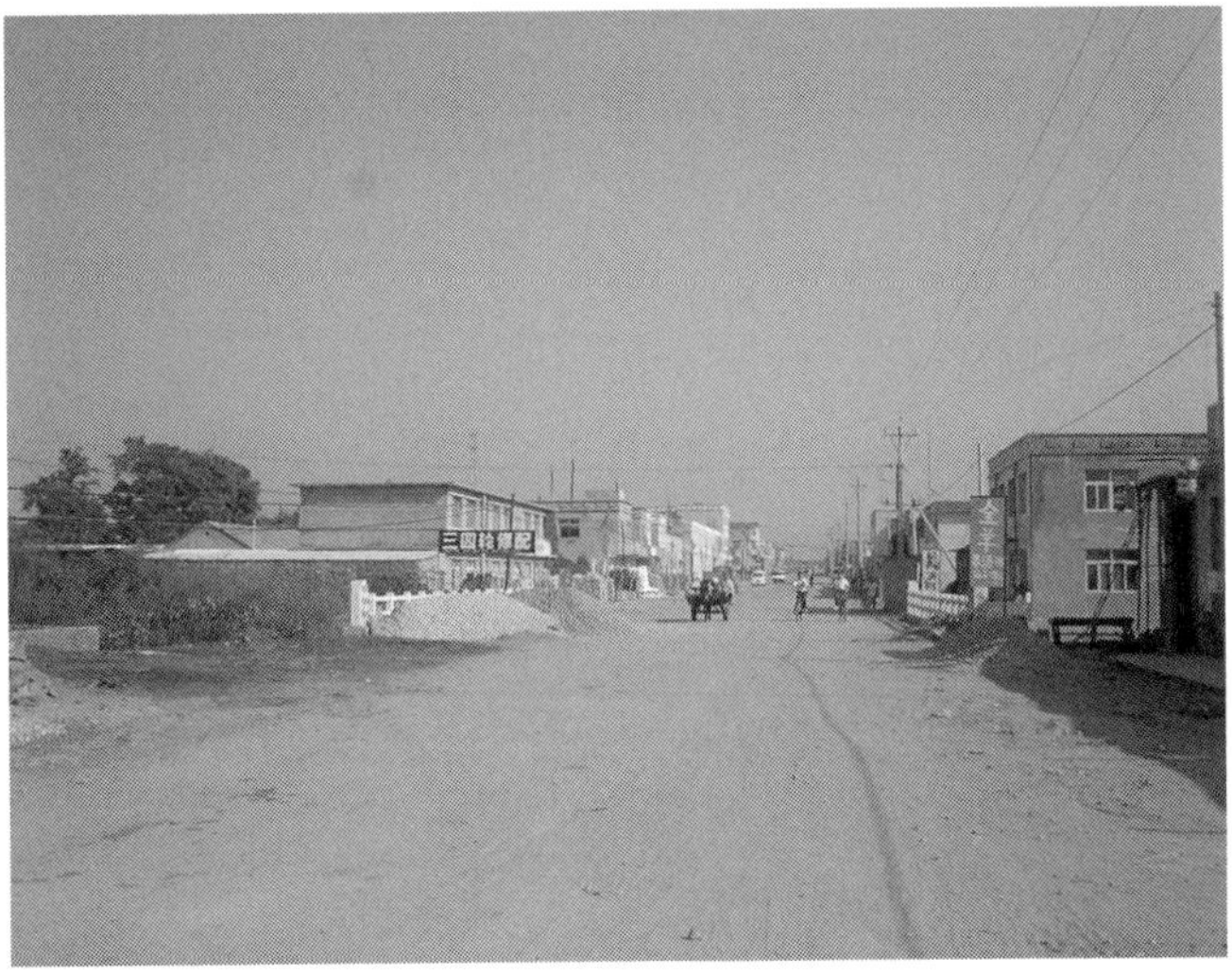

瓦房店市閻店郷の町並み。街には土埃が舞い、ロバの糞があちこちに落ちています。

す。広大な中国の奥地では、いったいどのような医療が行われているのでしょうか。

こうした医療事情にあっては、もはや現代医学だ、伝統医学だと論じること自体無意味に思えます。中医学の先進国として期待した中国の医療事情を知るにつれ、真に伝統医学と現代医学をコーディネートするなどは現状の中国では困難ではないかと思えてきました。

それに比べ、日本の医療事情はどうでしょうか。日本では東京から１００

kmどころか、たとえ離島に行っても一定のレベルの医療は保障されています。細かい点をあげつらえば限がありませんが、日本の医療水準は平均して高く、世界でも最も進んだ現代医学を享受しうる国になっています。最近の医療訴訟の激増も、ある意味ではその裏返しと考えられます。

そして、この国には長い中国との交流と自国の歴史に培われた伝統医学が、綿々と伝えられてきています。さらに、この国民は外部からの異文化を積極的に取り入れ、これを巧みな方法で調理し、独自の文化を作り上げるという融合術に長けています。すなわち、現代医学と伝統医学をコーディネートさせるに最も相応しい土壌が、この国には備わっているのです。ハイブリッド医療は私たちの国でこそ作り上げ、世界へ広める義務があると、私には思えるのです。

第5章

家庭でできるハイブリッド医療

船酔いなんて怖くない

私の勤務していた消化器内科病棟は62床もあります。そこには看護師さんだけで26名、そのほか病棟事務員や看護助手さんが4名、そして私より若い消化器内科医が6～7名、都合30名を越える大所帯です。これらの人々が仲良く和気藹々と仕事ができるように配慮するのも私の大切な仕事の一つなのです。

たまたま私の患者さんの一人に船宿のご主人がいることから、彼に頼んで釣り船をチャーターし、みんなで船釣りに出かけることにしました。ほとんどの参加者が船釣りなんて未経験者です。どんな初心者でも釣れるようにと、船宿のご主人には頼んであるのですが、心配なのは船酔いのことです。船釣りをされる方はご存知の通り、船で酔ったらもう釣りどころではなく、地獄の苦しみです。

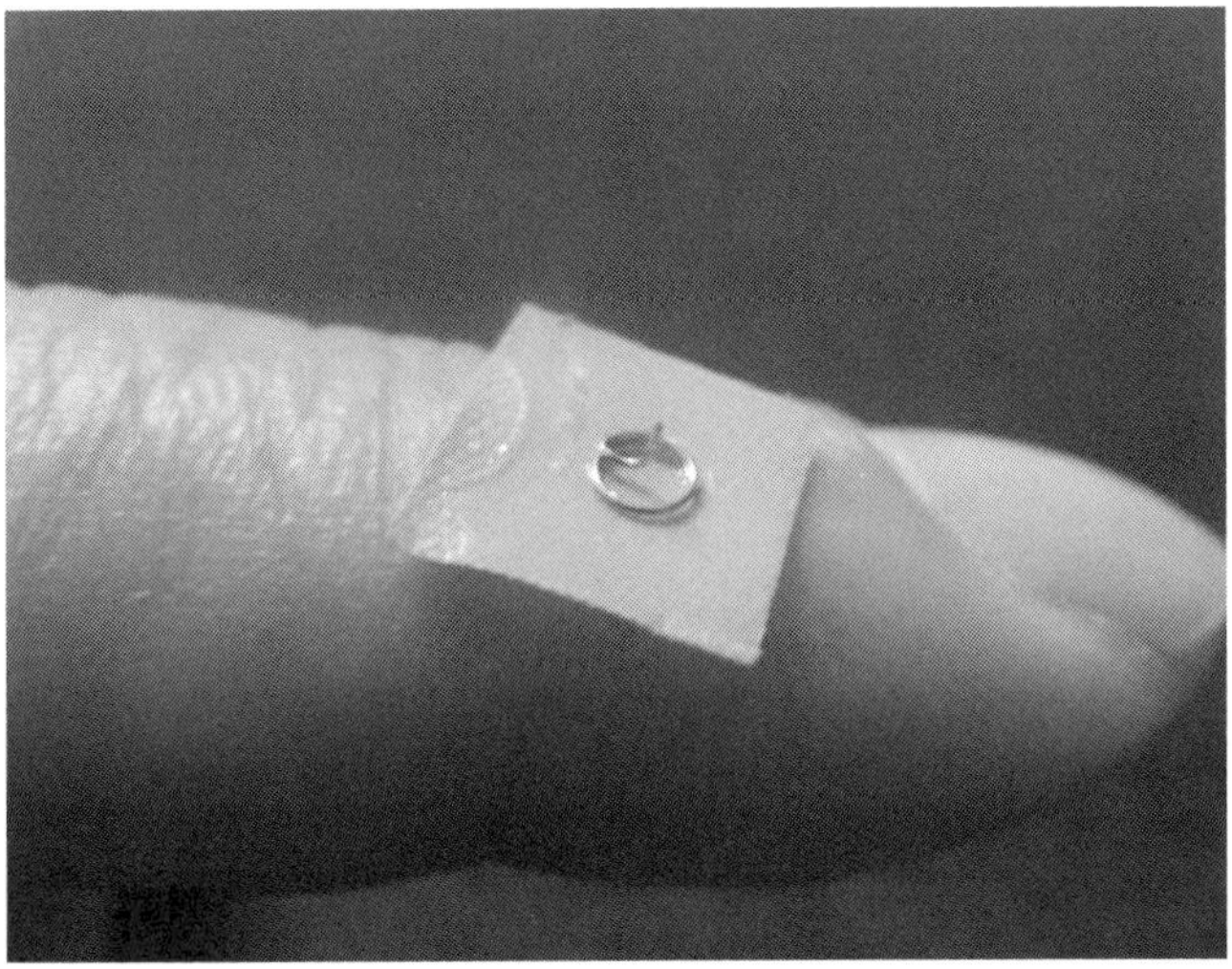

これが円皮鍼。貼ったときに少し“チクリ”としますが、その後は痛くありません。

そして、初心者は大抵この船酔いに悩まされるものです。しかも若い看護師さんの中には船に弱いと宣言している人たちもいて、「絶対に酔わない〝おまじない〟をするから」と彼女たちを誘った手前、船酔いさせないことは至上命題でした。

釣りの当日、私は絆創膏の裏に小さな鍼の付いた**円皮鍼**というものをポケットに忍ばせて行き、不安がる看護師さんたちの両手に貼ってあげたのです。

釣り船の中は賑やかで、魚を釣り上

げるごとにあちこちで嬌声が上がります。ところが、釣り上げたのはいいのですが、中には魚に触れない看護師さんもいたりしてもう大騒ぎです。結局、終わってみれば船に酔った人は一人も出ずに最後まで船釣りが楽しめ、全員がクーラーボックスに溢れんばかりの鯖や鯵を携えて帰ることができたのです。

最初の船釣りが好評だったので、以後も3〜4回は船釣り大会を催しましたが、最後まで一人の船酔いも出さずに、毎回みんなで楽しむことができました。

この事実は病棟では評判になり、船釣りに限らず、納涼会や忘年会などで、屋形船や遊覧船を利用するときには、乗船前、私は〝おまじない〟を求める若い看護師さんで取り囲まれ、しばし至福のときを過ごすことができたのです。

さて、私のように至福のときを持ちたい方のために、種明かしをしましょう。

先に述べた円皮鍼を**合谷**と**内関**というツボに貼ってあげたのです。円皮鍼が手に入らなければ磁石が付いた絆創膏（エレキバン）でも大丈夫です。

円皮鍼の貼付位置

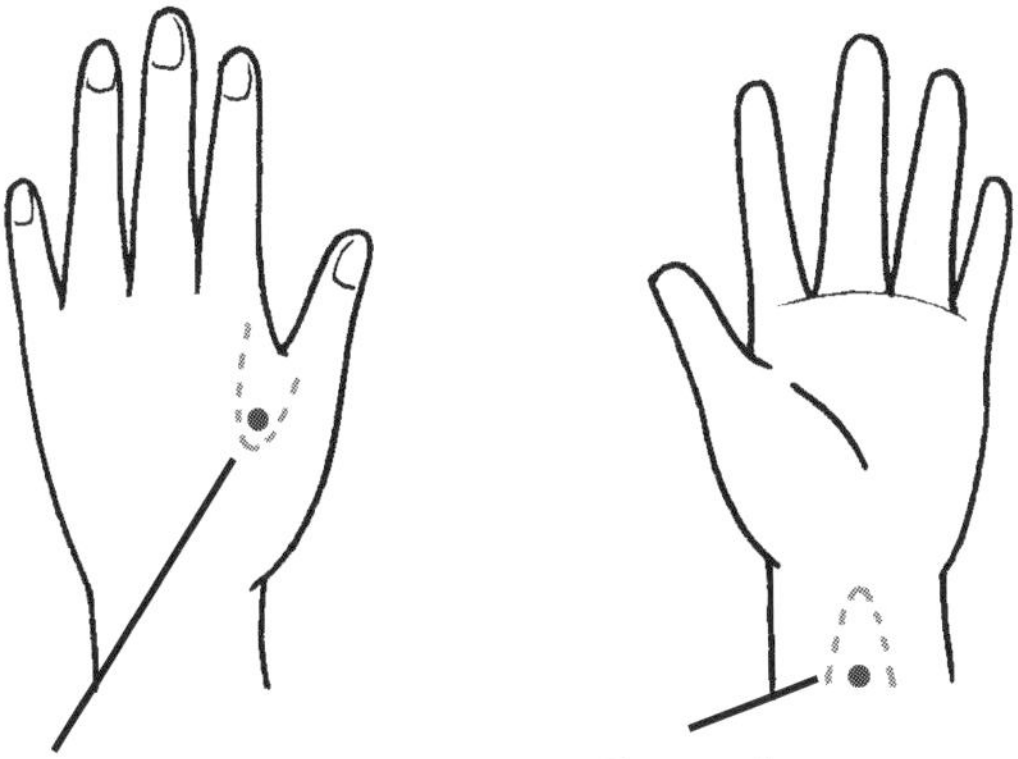

【合谷】ごうこく
両手の甲側、人差し指と親指の付け根の水かき付近。

【内関】ないかん
両手の平側、手首のしわから二寸肘寄り。

もし、それでも不安なら、市販の普通の酔い止め薬を併用してください。経験者ならご存知の通り、船酔いというのは、酷いときには、普通の酔い止め薬では効かないくらい強烈ですが、〝おまじない〟と併用すれば効果は抜群です。

もっとも、この〝おまじない〟は、私が考えたことではなく、鍼灸家なら誰でも知っている有名な方法です。しかし、これほどよく効くとは、正直のところ私自身が驚いたほどでした。

風邪の予防法

最後に、私オリジナルの風邪の予防法をご紹介しましょう。

私は生来身体が弱く、幼少時には疫痢やジフテリアなどの大病を繰り返し患い、随分と親を心配させたようです。高校生時代には肺炎で一学期を棒に振りました。成人してからは周囲の人たちとほとんど変わらない程度にまで健康になりましたが、それでも医師になってからしばらくの間は、毎年風邪をこじらせて数日間は寝込むことの繰り返しでした。医師としての勤務は極めて多忙で、緊張の連続です。仕事に忙殺されているうちは気が張りつめているせいか大丈夫なのですが、長期休暇に入ったとたんに気が緩み、決まって高熱を出して寝込んでしまいました。家族旅行に出かけても、旅先で発熱し、私一人は旅館で寝ている、なんていう夏休みが続きました。

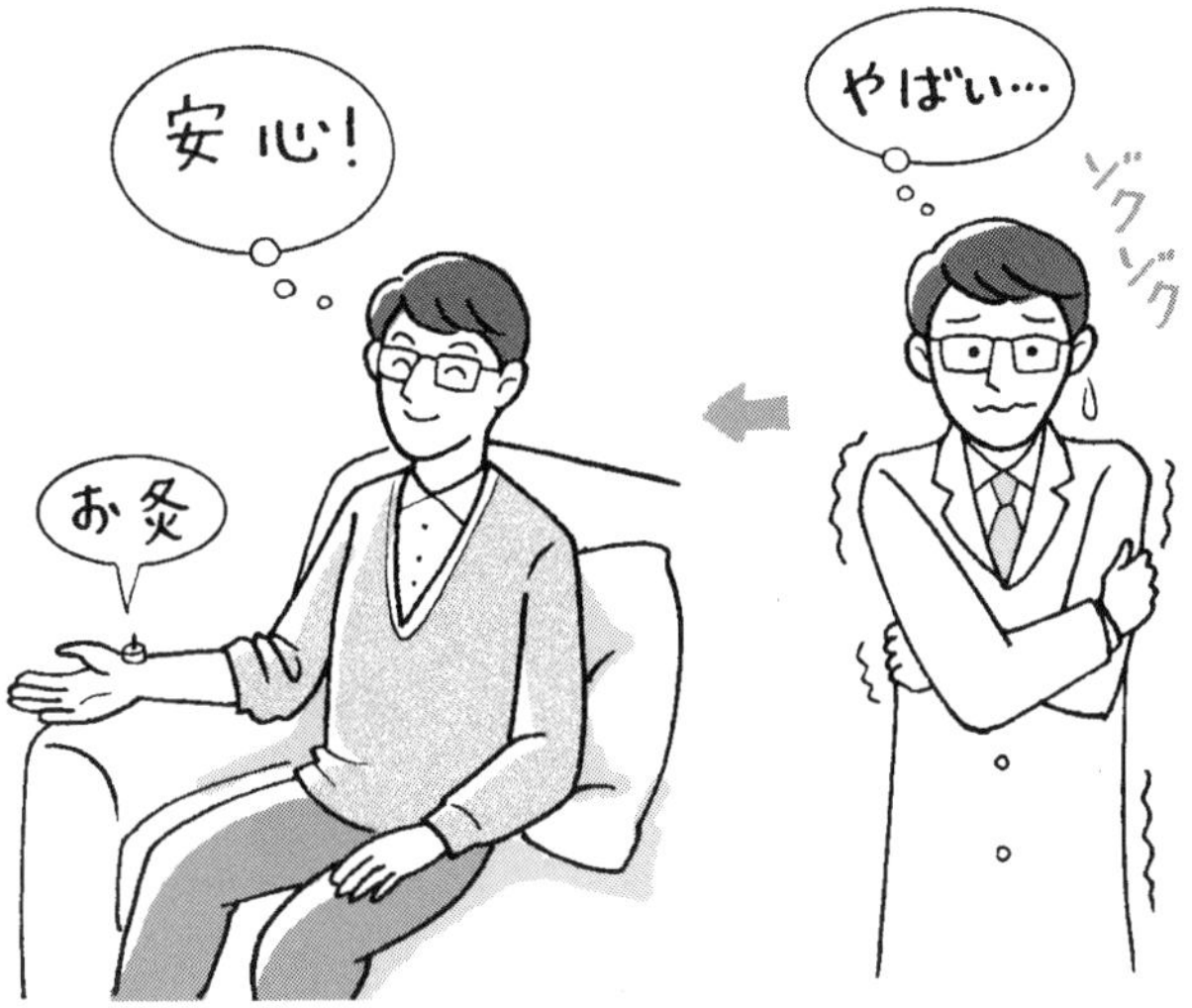

ところが、そんな私が灸を風邪の予防に取り入れてから、もう20年ほどになりますか、風邪で寝込むことが全くなくなりました。

身体がゾクゾクっとしたり、くしゃみが続いたり、喉がいがらっぽかったりと、やばいなっと思ったらすぐにお灸を**太淵**というツボに据えるのです。たったこれだけ。簡単でしょ？　余裕があれば**外関**というツボにもできればもう完璧です。

お灸は薬局で売っている一般向けのもので構いません。

本来の鍼灸学では、風邪の治療には首の後ろの**風池**というツボを使用するのが一般的ですが、ここには自分で灸を据えられません。また、お母さんが子供にしてあげようと思っても、髪の毛が邪魔になってうまく行かないことが多いという問題があります。その点、太淵や外関といったツボなら、自分ひとりで灸を据えることができるのでオススメです。

最近ではアロマによる癒しが流行しているそうで、薬局には様々な香の灸が用意されているそうですから、好みの香の灸で癒しを兼ねて、ついでに風邪の予防もされてみては如何でしょうか。

図・風邪予防のためのお灸を据えるツボ

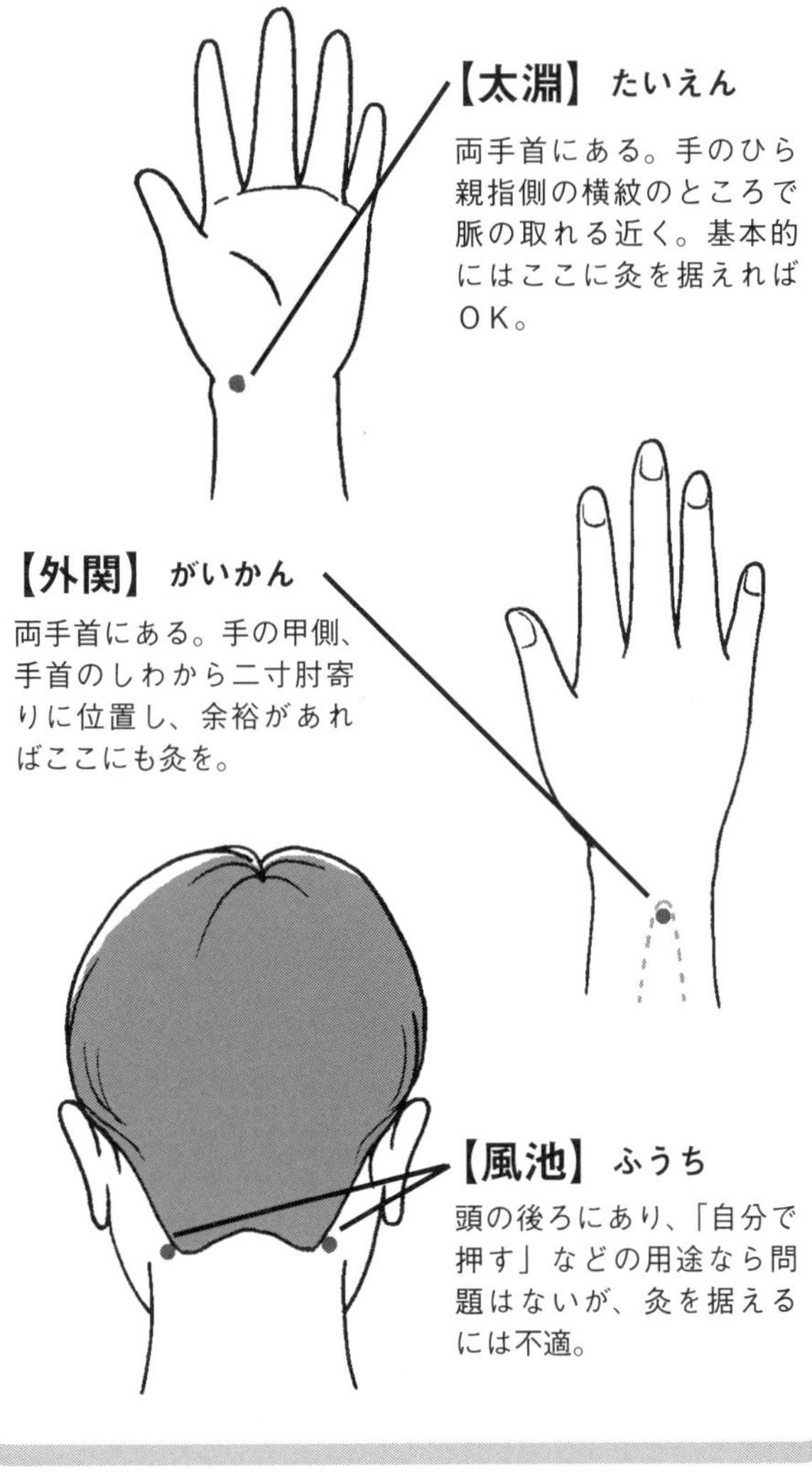
【太淵】たいえん
両手首にある。手のひら親指側の横紋のところで脈の取れる近く。基本的にはここに灸を据えればＯＫ。
【外関】がいかん
両手首にある。手の甲側、手首のしわから二寸肘寄りに位置し、余裕があればここにも灸を。
【風池】ふうち
頭の後ろにあり、「自分で押す」などの用途なら問題はないが、灸を据えるには不適。

おわりに

　ここまで読んでこられた読者の方々はもうお気づきのことと思いますが、この本はいわゆる健康書とは少し趣を異にします。今現在、つらい症状に悩み、藁をも掴む気持ちでこの本を手に取った方には、多少期待はずれだったでしょうか。

　確かにこの本では、「こうすれば必ず治ります」といった勇ましい主張はありません。しかし、私はこの本の中に〝あるべき医療の一つの方向性〟を示したつもりです。医療は人の歴史とともにあり、人が歴史を刻み続ける限り、これからも果てしなく進歩し続けることでしょう。

　しかし残念ながら、医療と呼ばれるものの中には、自ら進歩や科学性を否定した、呪術や信心に近い似非医術がたくさん含まれているのが実情です。人の弱みにつけ込んだとしか思えない詐欺商法まがいのものが巷に溢れています。曰く「全ての病気は＊＊のゆがみから」とか「＊＊は万病に効く」とか「＊＊で必ず治る」といった刺激的な宣伝文が新聞紙面に載らない日はないくらいです。

確かにそれだけ病気に苦しんでいる方が多いことの証なのでしょう。好意的に考えれば、暗示の効果はあるでしょうし、絶望している人々に希望をあたえているのだ、という言い方はあるかもしれません。しかし、高名な肩書きのある人が顧問として名を連ねたり、医療人（あるいはそれ紛いの人）が提唱したりしているのをみると、憤りを通り越して情けなくなります。彼らには医療人としての誠実さはないのでしょうか。

〝必ず〟、〝万病〟、〝全て〟、などという単語は〝まやかしのキーワード〟です。医学は呪術や信心ではありません。１００％などありえません。考えてもみてください。もし１００％治る方法やクスリがあるのなら、もう医学や薬学の研究など不要ということになりませんか。

今まで見てきたように、西洋医学と東洋医学とはその理論からして全く異なる別々の医学でした。しかし、その目的は同じなのです。どのような理論にたとうと、目的が達成されることが大切なのです。

何かの書物で眼にしたのですが、山はそれを眺める方角によって形を変える、といいます。静岡県側から眺めた富士山と山梨県側から眺めた富士山とでは形が異なるのです。そして、富士山の頂上へ至る道は、静岡県からも山梨県からも何本もあります。

病気もその見方を変えることによって異なった表情を表します。西洋医学、あるいは東洋医学といった、一方向からの形のみに囚われ、登る道も一本しか知らなくては、万一その道が通行不能になったときにはもうお手上げになってしまうでしょう。そんなとき、裏から登る道や、普段は使わない獣道のような登山道でも、知っているかいないかでは大違いです。大事なことは目的地に行き着くことであって、ルートや交通手段は二の次です。どんな方法でも行き着けるなら、そのとき初めて、なるべく安く、速く、安全に、快適に、と要求が広がって行くものでしょう。

明晰な頭脳を持った医師には是非西洋医学、あるいは東洋医学を究めていただきた

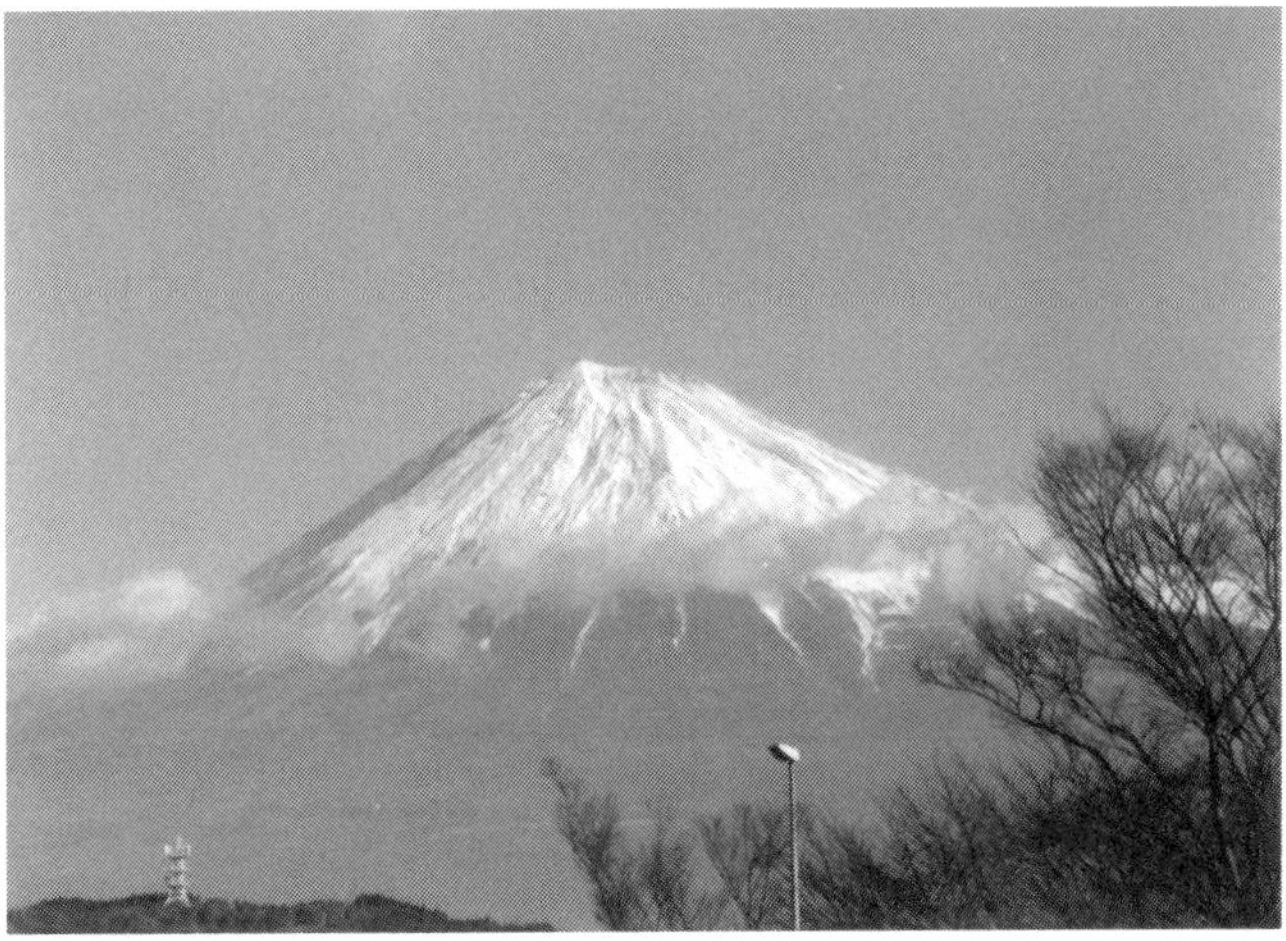

静岡県側から見た富士山。東名高速富士川ＳＡにて撮影。（藤若久実子さん提供）

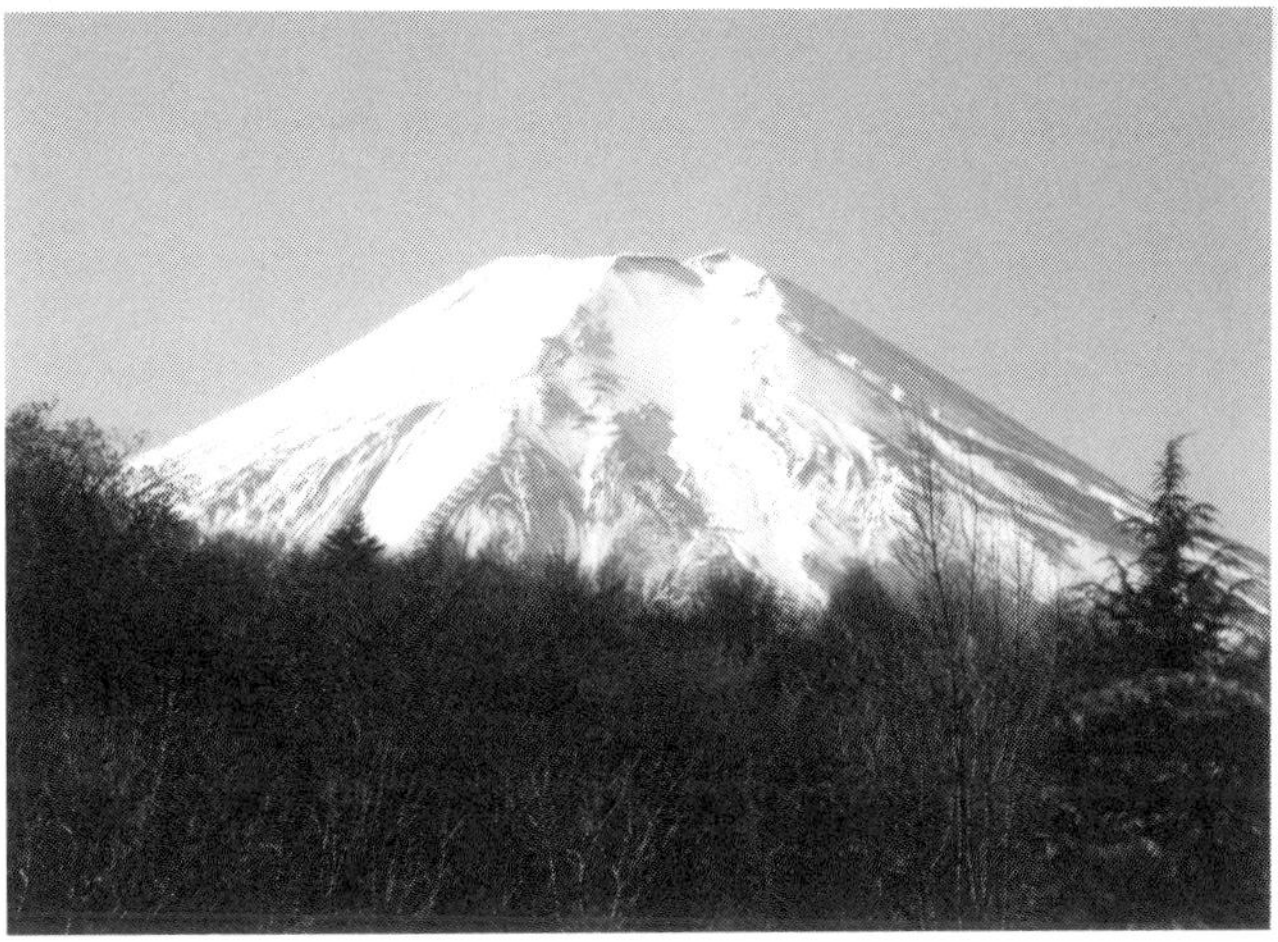

山梨県側から見た富士山。山中湖畔にて撮影。（藤若久実子さん提供）

い。例えば移植外科医には極めて高度な専門性が要求され、その技術をさらに磨いていくには日々たゆまぬ自己研鑽が必要でしょう。そんな高度な専門医は他の学問にわき目を振っている余裕はないはずです。白血病などに取り組む腫瘍内科医は日々世界で発信される新しい情報に目をむけ、新しい治療法を取り入れていかなければなりません。気だの経絡だのと考えている暇はないかも知れません。

東洋医学の専門医にも同じことがいえます。本来の東洋医学科はそういう意味で、すなわち東洋医学を究めたスペシャリストが紹介を受ける場として重要です。多くの医師たちが真似のできない、高度な専門性を持ったスペシャリストは西洋医学にも東洋医学にも必要です。

そして、遠い道のりとはいえ、東洋医学を現代科学的に解明し、西洋医学の言葉に翻訳する研究はもちろん極めて大切なことです。ただ、そういうスペシャリストはほんの一握りの人たちで充分です。私のような多くの凡医にとって、西洋医学しか知らない、東洋医学しか知らない、というのは怠慢であり、凡医の風上にもおけぬ輩ということになりかねません。凡医だからこそ、ある時は西洋医学、ある時は東洋医学といった、二重の思考回路を持つ必要があるのです。そうすることによってのみ、東西医学をコーディネートしたハイブリッド医療が成り立つわけですから。

本書を執筆するに当たって、以下に挙げた参考書の他にも多くの書物を参考にさせていただきました。また、活字によらないまでも、様々な学会、研究会、講演会、セミナーなどで、多くの諸先輩方からいただいたサジェスチョンを参考にしました。プライベートに伺った話の中にも貴重な資料が数多く存在しました。特に、谷美智士先生、呉澤森先生のお話からは得たものが多く、ここに深く謝辞を申し上げます。

平成19年11月　河村　攻

【参考文献】

長濱善夫：東洋医学概説（創元社）1961
大塚敬節：傷寒論解説（創元社）1966
三重大学東洋医学研究会：簡明漢方医学（三重大学東洋医学研究会出版係）2005
森雄材：漢方処方の構成と適用（医歯薬出版）1985
日中共同編集：針灸学（東洋学術出版）1993
田代眞一：漢方薬はどう効くのか　現代のエスプリ439；82（至文堂）2004
日本東洋医学会：入門漢方医学　2002
日本東洋医学会：実践漢方医学　2006
赤瀬朋秀ら：かぜ症候群における薬剤費の薬剤疫学および経済学的検討　日本東洋医学雑誌　50；655　2000
東方医療振興財団：鍼灸学講座テキスト　1989
渡邊裕：ツボ注射治療（金芳堂）1996
日本漢方医学研究所編：金匱要略講話（創元社）1979
上海中医学院編（鍼灸学講義邦訳委員会訳）：中国針灸学講義（中国漢方）1977
上海中医学院編（桑木崇秀ら訳）：実用中医内科学（上海科学技術出版社）1990
呉澤森：針灸の世界（集英社）2000
張瓏英：新編・中医学基礎編（源草社）1997

［著者略歴］

河村　攻

（かわむら　おさむ）

国家公務員共済組合連合会　横浜栄共済病院内科部長をへて
現　日立製作所日立戸塚総合病院　内科主任医長

診療科　内科（消化器）
出身地　神奈川県
出身校　東京薬科大学、富山大学大学院薬学研究科、三重大学医学部

★日本消化器内視鏡学会専門医・指導医
★日本東洋医学会専門医・指導医
★日本消化器病学会専門医・指導医
★日本内科学会認定医
★日本臨床腫瘍学会暫定指導医

カバーデザイン：フロッグキングスタジオ
本文イラスト　：高橋なおみ

「なぜ治らないの？」と思ったら読む本
第3の医学“ハイブリッド医療”

平成20年2月11日　第1刷発行

著　者　河村　攻
発行者　日高 裕明

発行　株式会社ハート出版
〒171-0014 東京都豊島区池袋3-9-23
TEL.03(3590)6077 FAX.03(3590)6078

定価はカバーに表示してあります。

ISBN 978-4-89295-561-7 C2077　編集担当・西山　乱丁・落丁本はお取り替えいたします。

印刷・中央精版

ハート出版の「役立つ本」シリーズ

強迫性障害は治ります!

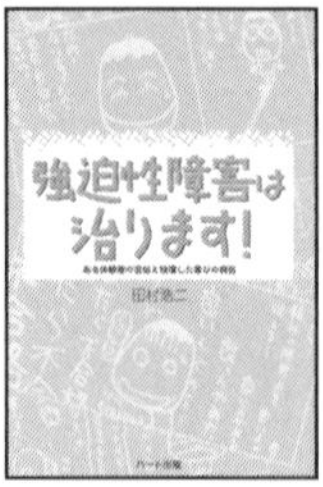

田村浩二 著

四六判並製　1365円

不安があっても大丈夫。快復のためのコツとヒント満載の体験談。本人と家族の安心読本。

アレルギーは自力で治る!

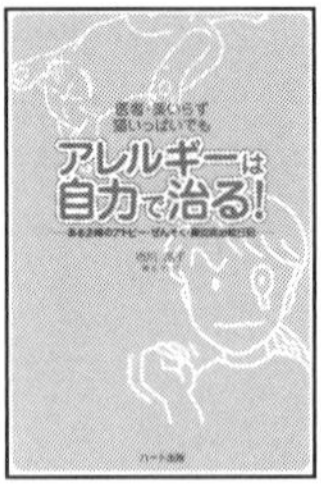

市川晶子 著

四六判並製　1365円

医者も薬も使わず、自宅に猫がいっぱいいても、アレルギーを治した体験絵日記。

目からウロコの「男の子」育て

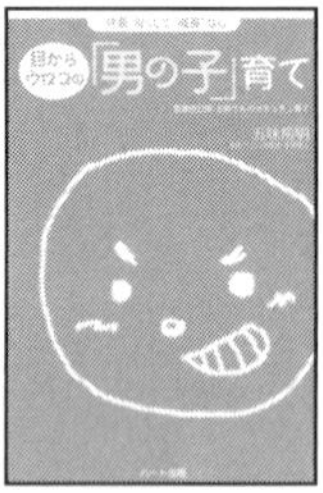

五味常明 著

四六判並製　1365円

数多くの男の子たちの下半身の悩みを元に、赤ちゃんから高校生まで適切にアドバイス。

楽しくなければ介護じゃない!

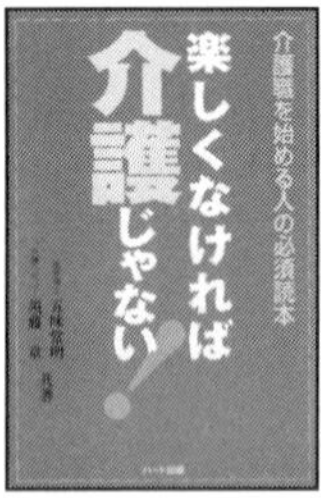

五味常明・須藤章 共著

四六判並製　1365円

介護の「基本」と「心構え」を適切にアドバイス。プロもアマもなるほど納得の本。

表示は税込価格。価格は将来変わることがあります。